AF317599

DES PÉRITONITES PUERPÉRALES

AIGUES PARTIELLES

ET

DE LEUR TRAITEMENT

Par LE DOCTEUR E. HERVIEUX

Médecin de la Maternité

Les péritonites partielles ou régionales jouent un rôle considérable dans la pathologie de la femme en couches, et on ne peut les méconnaître sans s'exposer à tomber journellement dans les erreurs pratiques les plus grossières. Déjà MM. Bernutz et Goupil ont marqué à la péritonite pelvienne sa place dans le cadre nosologique. Mais longtemps avant ces auteurs distingués, M. Andral avait décrit diverses espèces de péritonite aiguë partielle : une péritonite sus-hépatique, une péritonite épiploïque, etc. D'une autre part, je trouve, dans un article de Tonnelé sur les fièvres puerpérales observées à la Maternité en 1829, la mention suivante : « L'inflammation du péritoine est le plus souvent bornée *à la région hypogastrique* et se concentre en quelque sorte aux environs de l'utérus ; et, alors même qu'elle est générale, c'est surtout dans ces parties qu'elle sévit avec le plus de violence. Quelquefois cependant, et par exception, elle affecte particulièrement certains autres points : *la surface du foie, le mésentère, l'épiploon.* » (*Arch. de méd.*, 1830, t. XXII, p. 351.) Nous ne ferons donc, en décrivant les différentes variétés de péritonites partielles qu'on peut rencontrer chez les femmes en couches, que pénétrer plus avant dans une voie déjà parcourue par les observateurs les plus éminents.

I. — PÉRITONITE DIAPHRAGMATIQUE OU DES HYPOCHONDRES.

En 1863, chez une femme de la Maternité, qui avait succombé avec tous les symptômes de la phlébite utérine, et chez laquelle il n'avait point existé de ballonnement du ventre, de vomissements, de diarrhée, les parois abdominales restant d'ailleurs souples et indolentes, je trouvai à l'autopsie les lésions suivantes :

Pus et fausses membranes recouvrant, d'une part, toute la périphérie du foie et de la rate, et, d'une autre part, la face inférieure du diaphragme. Une certaine quantité de liquide purulent était accumulée dans le petit bassin; mais en abstergeant avec soin à l'aide d'une éponge toute cette cavité, nous pûmes nous assurer que les parois pelviennes étaient saines, qu'elles ne présentaient aucune trace de phlogose, ni rougeur, ni épaississement, ni exsudat pseudo-membraneux, et qu'il en était de même des deux flancs, où nous constatâmes l'existence d'une traînée purulente, mais qui évidemment n'avait été fournie ni par le péritoine intestinal, ni par le péritoine pariétal, la séreuse de ces régions offrant, comme dans le petit bassin, une intégrité parfaite.

L'utérus et ses annexes paraissaient sains. Cependant les cotylédons utérins, noirâtres avant le lavage, d'un gris jaunâtre après le lavage, laissaient suinter quelques gouttelettes de pus à la pression. De plus, une section pratiquée sur les cotylédons faisait reconnaître que la plupart des sinus utérins aboutissant à ces cotylédons étaient remplis de pus ; le reste du tissu de la matrice était ferme, d'un blanc nacré, et semblait normal.

Ce fait me frappa beaucoup, et depuis cette époque, en interrogeant avec soin les lésions cadavériques, je pus m'assurer, d'une part, qu'il se rencontrait, dans quelques cas, des péritonites limitées aux hypochondres ou à l'un d'eux seulement ; d'autre part, des péritonites en apparence généralisées et qui, cependant, n'intéressaient nullement la portion de péritoine qui tapisse le diaphragme et les organes y contenus.

Je n'ai trouvé dans les auteurs qui ont étudié les maladies puerpérales aucun document susceptible d'éclairer l'histoire de cette variété de péritonite partielle. Cependant je rappellerai le passage cité plus haut de Tonnelé. En outre, je mentionne ici les lignes suivantes empruntées à la *Clinique médicale* de M. Béhier (Paris, 1864, p. 503) : « J'ai rencontré un certain nombre de fois des altérations du péritoine occupant tout le petit bassin, et en même temps des lésions analogues, mais de formation plus récente, *dans toute la partie supérieure de l'abdomen, à la face convexe du foie, tandis que la masse intestinale était libre de tout dépôt phlegmasique.* »

En cherchant parmi les observations de l'auteur quelles étaient celles qui avaient pu motiver son dire, j'ai trouvé l'observation d'une femme de vingt-trois ans, chez laquelle l'autopsie révéla, indépendamment d'une péritonite iliaque, l'existence d'une péritonite diaphragmatique. La face supérieure du foie et la face inférieure du diaphragme étaient recouvertes de parcelles pseudo-membraneuses et puriformes. Cette apparence était plus marquée à droite. Aucune fausse membrane ne réunissait les intestins grêles, dont la surface péritonéale était saine (*Clin. méd.*, obs. XXIV, p. 652 et 653).

La péritonite diaphragmatique n'est pas forcément, comme on serait peut-être porté à le croire d'après ce fait, la conséquence de la généralisation ou de la propagation d'une péritonite pelvienne. Elle peut se produire isolément et même d'emblée, en vertu de la même loi qui veut que, dans l'empoisonnement puerpéral, la plèvre, tout aussi bien que le péritoine, devienne le siége de la poussée inflammatoire et des exsudats qui en sont le résultat.

Les observations suivantes, recueillies dans notre service à la Maternité, témoignent de cette vérité.

Obs. I. *Péritonite diaphragmatique avec ictère. — Phlébite utérine. — Mort. — Autopsie.* — Bruotte (Adèle), fille, primipare, trente-quatre ans, originaire du département de la Meurthe ; à Paris depuis dix-huit mois. Pas de maladies graves antérieures. Grossesse bonne. Accouchée naturellement, le 17 février 1863, d'un garçon, au terme de huit mois et demi, pesant 2,500 grammes.

Le lendemain 18, pouls à 128, peau chaude, langue blanche, anorexie, frissons répétés, eschares à l'angle inférieur de la vulve. Rien du côté du ventre.

Le 19. La malade accuse un point de côté très-douloureux à droite, qui s'exaspère par la pression, les mouvements respiratoires, les secousses de la toux, la moindre tentative pour changer de position. L'exploration de la poitrine ne révèle aucune obscurité du son, aucun râle dans le côté malade ; chaleur de la peau très-intense, pouls à 132 ; langue très-blanche ; ni nausées, ni vomissements, ni diarrhée ; lochies roussâtres ; eschares vulvaires larges et profondes, noirâtres dans presque toute leur étendue et exhalant une odeur infecte. Pas de développement anormal du ventre ; un peu de sensibilité dans la région utérine. Ipéca, 1ᵍʳ,50 ; 8 ventouses scarifiées sur le côté douloureux, cataplasmes ; tilleul, 2 pots ; injections vaginales plusieurs fois par jour avec une infusion de camomille chlorurée ; pansement des eschares avec une éponge imbibée de ce liquide et laissée à demeure entre les grandes lèvres. Bouillons et potages.

Le 20. Altération des traits ; teinte ictérique de la face, des conjonctives et de toute la muqueuse buccale. La coloration jaune est beaucoup moins sensible sur le tronc et les membres qu'à la face et au cou. Le point de côté, qui s'était tout d'abord amendé sous l'influence de l'application des ventouses et des vomissements produits par l'ipéca, a repris une nouvelle intensité et a même envahi le côté gauche. Il existe comme une ceinture douloureuse à la base de la poitrine; anhélation; respiration à 42. En explorant avec le plus grand soin la poitrine, nous ne découvrons aucune altération de la sonorité et du murmure vésiculaire. Légère tension de la région épigastrique. Toute la zone hypogastrique est souple et indolente; l'utérus est en voie de rétraction ; les eschares vulvaires, très-étendues et très-profondes, ont cependant meilleur aspect ; lochies roussâtres et d'une horrible fétidité. Chaleur vive à la peau ; pouls à 124. Nouvelle application de huit ventouses scarifiées, que l'on distribue sur les points douloureux ; cataplasmes, injections chlorurées; pansement avec l'éponge. Limonade, bouillons, bordeaux, 150 grammes.

Le 21. La malade ne se plaint plus, mais son état s'est considérablement aggravé; traits de plus en plus altérés, excavation des yeux, nez pincé ; ictère très-intense répandu sur toute la surface du corps ; refroidissement des extrémités, vomissements noirâtres, évacuations involontaires de même nature ; langue encore humide, mais froide ; pas de sensibilité ni de développement du ventre ; les eschares vulvaires ont repris un très-mauvais aspect. Respiration nasale, haute, difficile, à 48 ; pouls filiforme, à 156. La mort, imminente au moment de la visite, a lieu à onze heures du matin.

Autopsie. — A l'ouverture de la cavité abdominale, on ne constate aucune apparence de péritonite. Les intestins sont lisses, brillants, exempts de phlogose ; au premier abord, on n'aperçoit aucune trace d'épanchement. Cependant, en écartant le paquet intestinal, on reconnaît qu'il existe dans le petit bassin une certaine quantité de liquide louche, séro-purulent, et mélangé de quelques flocons pseudo-membraneux. En abstergeant avec soin, à l'aide d'une éponge, la cavité intra-pelvienne, on constate que ses parois sont saines et trop indemnes de tout processus inflammatoire pour qu'on puisse leur attribuer les produits de sécrétion qui existent dans les parties déclives du petit bassin. Ces produits ont été évidemment fournis par la portion de séreuse péritonéale qui, d'une part, tapisse la face inférieure du diaphragme et, d'autre part, sert d'enveloppe au foie et à la rate. Dans cette région, en effet, nous trouvons le péritoine tapissé de fausses membranes épaisses, molles, jaunâtres, et en quelques points recouvert de pus, mais surtout à droite et sur la convexité du foie. En soulevant de ce même côté la masse intestinale, on découvre dans le flanc droit une traînée purulente, trace manifeste du trajet qu'a suivi le liquide purulent ou séro-purulent pour se rendre dans le bassin.

L'utérus est volumineux, ses parois en apparence saines ; mais à la coupe, elles laissent suinter en quelques points par les sinus un peu de pus, principalement au niveau de l'union du corps avec le col. Les ligaments larges sont injectés, mais non épaissis. L'ovaire du côté droit est recouvert de fausses membranes ; mais il n'est ni tuméfié ni suppuré. Rien dans l'ovaire gauche. Les veines du bassin sont à l'état normal. Le foie et la rate sont ramollis. La vésicule biliaire est pleine d'une bile vert-noirâtre, en consistance très-épaisse. Reins très-mous. Congestion œdémateuse à la partie inférieure des deux poumons. Le cerveau ne présentait aucune lésion appréciable. Sinus cérébraux gorgés de sang noir et fluide.

Bien que la preuve cadavérique ait manqué chez la malade qui fait le sujet de l'observation suivante, il ne nous paraît pas possible de rapporter les accidents observés pendant la vie à autre chose qu'à une péritonite diaphragmatique.

Obs. II. Fradoal, primipare, dix-huit ans, domestique, née à Paris. Pas de maladies graves antérieures; bonne santé pendant la grossesse; accouche à la Maternité le 20 mars 1864, naturellement et à terme.

Le surlendemain 22, pouls fréquent à 108; frisson d'un quart d'heure avec tremblement des membres et claquement de dents. Langue sèche, soif intense, constipation. Douleur aiguë dans la région de l'hypochondre droit, avec retentissement jusque dans l'épaule du même côté. Six ventouses scarifiées sur le côté douloureux, cataplasmes; julep morphiné, tilleul, bouillon et potages.

23. Nouveau frisson; abattement, céphalalgie; décoloration de la face; perte de l'appétit, pas de garde-robes; enduit blanchâtre à la surface de la langue; le point de côté, qui s'était apaisé hier, s'est réveillé cette nuit, et s'étend en arrière jusqu'à la colonne vertébrale, en avant jusqu'à l'épigastre, qui est toujours sensible à la pression. Nouvelle application de ventouses. Même traitement.

24. Les deux hypochondres sont envahis par la douleur. La percussion et l'auscultation ne révèlent rien du côté de la poitrine. Ventre un peu tendu, légèrement météorisé. Hypogastre souple et indolent. Trois garde-robes en diarrhée; vomissements verts. Un peu de toux, très-pénible en raison des douleurs en ceinture; expectoration muqueuse. Céphalalgie; congestion de la face; langue sèche, rouge à sa pointe et sur ses bords. Soif intense. Peau chaude, pouls à 116. Lochies fétides. Cataplasmes fortement laudanisés sur l'épigastre et les deux hypochondres. Julep morphiné. Eau de Seltz et sirop de groseille. Glace. Bouillons froids.

25. Pouls à 112, peau moins brûlante; douleurs moins aiguës à l'épigastre et dans les hypochondres. Encore de la diarrhée et des vomissements bilieux; langue blanche sur la ligne médiane, rouge à la pointe et sur les bords. Moins de sécheresse dans la bouche; agitation; insomnie; la malade est dans un grand état de surexcitation par suite de l'impossibilité où elle se trouve, faute de lait, de continuer à allaiter son enfant. Même traitement.

2 avril. Aggravation des accidents locaux et généraux. La douleur en forme de barre transversale ressentie au niveau de la ceinture s'est encore exaspérée; elle est parfois d'une acuité extrême, comme lancinante, et retentit non-seulement dans les épaules, mais jusque dans les flancs. Le ventre est plus tendu et plus météorisé. La diarrhée et les vomissements verdâtres persistent; langue

rouge et sèche ; chaleur intense à la peau ; pouls à 132 ; légère altération des traits, excavation des yeux, teinte jaunâtre de la face ; insomnie ; agitation ; rêvasseries ; subdelirium ; sécrétion lactée complétement tarie ; lochies purulentes et fétides. Application de deux vessies remplies de glace sur les régions épigastrique et hypochondriaques. Julep laudanisé ; glace à l'intérieur ; eau de Seltz ; vin de Bordeaux et bouillons froids.

Sous l'influence de ce traitement, les vomissements et la diarrhée ont cessé, la langue est devenue moins rouge et plus humide, les douleurs en ceinture se sont apaisées, le ballonnement et la tension du ventre ont notablement diminué, l'expression faciale s'est rétablie, et la malade a pu prendre quelque repos.

5 avril. Continuation du mieux ; langue blanche, appétit, encore un peu de diarrhée ; mais ni vomissements, ni douleurs abdominales. Il ne reste qu'un peu de tension à la région épigastrique. Le reste du ventre est souple et indolent. Pas de céphalalgie ; sommeil bon ; lochies moins fétides. Chaleur modérée à la peau. Pouls à 86.

7 avril. Cessation des douleurs et de la diarrhée. Ventre en bon état. Une garde-robe naturelle. Facies excellent. — 8 avril. La malade mange, se lève et se trouve bien. — 9 avril. Part en très-bon état.

Parmi les péritonites partielles, la péritonite diaphragmatique n'est pas la variété la plus commune ; mais c'est une des plus intéressantes, 1° par ses caractères anatomiques ; 2° par les symptômes qui la révèlent pendant la vie ; 3° par les erreurs diagnostiques auxquelles elle peut donner lieu.

A l'autopsie des femmes qui succombent par l'effet de la péritonite diaphragmatique, on est frappé d'une chose, c'est de la parfaite intégrité de la portion de péritoine qui recouvre toutes les anses intestinales. Ces dernières, au lieu d'être enflammées, épaissies, agglutinées, recouvertes de pus ou de néo-membranes, comme dans la péritonite généralisée, sont lisses, brillantes, transparentes, indemnes de toute altération. L'épiploon présente sa finesse et sa translucidité ordinaires, et si l'on ne poursuivait pas l'examen des viscères, on pourrait dire, comme cela m'est arrivé plusieurs fois avant d'avoir appris à connaître l'espèce pathologique que nous étudions ici : *Il n'y a pas de péritonite.*

Il n'y a pas, en effet, de péritonite intestinale, pas de péritonite épiploïque, pas de péritonique iliaque, pas même de péritonite pelvienne, et cependant, lorsqu'on écarte le paquet intestinal pour s'assurer de l'état des organes contenus dans le petit bassin, on voit que ce dernier est en partie rempli par un liquide louche ou purulent.

D'où provient donc ce liquide ? Qu'est-ce qui a fourni la matière de cet épanchement ? Ce ne sont ni les parois du bassin, qu'un coup d'éponge fait apparaître lisses et indemnes de toute trace d'inflammation, ni les organes contenus dans l'enceinte pelvienne, organes qu'on trouve partout souples, libres d'adhérences et exempts de tout travail phlegmasique ; c'est le péritoine diaphragmatique, le péritoine périhépatique et le péritoine périsplénique. En séparant, en effet, du diaphragme le foie et la rate, on trouve interposés à ces organes, dans les deux hypochondres, les divers produits de l'inflammation péritonéale, sérosité louche, pus ou fausses membranes plus ou moins organisées suivant le degré d'intensité ou d'ancienneté de cette inflammation. Telle est la source qui a fourni les matières accumulées dans le petit bassin. Ces matières ont fusé le long des parties latérales de l'abdomen pour gagner les plus déclives ; et ce qui le prouve, c'est qu'en soulevant le paquet intestinal de chaque côté, on surprend en quelque sorte le liquide anormal dans les flancs, c'est-à-dire dans le chemin qu'il suivait pour se rendre au petit bassin.

Les phénomènes qui révèlent l'existence de la péritonite diaphragmatique pendant la vie ne sont pas moins caractéristiques. C'est d'abord un point de côté, tantôt unique, lorsqu'un seul hypochondre est atteint ; tantôt double, quand les deux hypochondres sont envahis à la fois ; point de côté remarquable par son acuité, sa forme térébrante, par l'anxiété et la gêne respiratoire qui l'accompagnent, par les plaintes ou les cris qu'il arrache aux malades, pour peu qu'on les dérange de l'attitude qu'ils affectent ou qu'on explore par la percussion ou la palpation les régions affectées. Au lieu d'un simple point de côté, c'est quelquefois une douleur en ceinture, mais qui, pour offrir plus de surface, n'en est pas moins cruelle et intolérable.

Au point de côté ou à la douleur en ceinture s'adjoignent bientôt des troubles fonctionnels remarquables. Sans parler de la fièvre, de l'altération du facies, des vomissements, etc., qui peuvent se rencontrer dans toutes les formes possibles de la péritonite puerpérale, nous signalerons l'ictère qui s'observe spécialement dans la péritonite de l'hypochondre droit, et dans quelques cas des vomissements bilieux ou une diarrhée de même nature, si les vomissements viennent à se supprimer. Toutefois, nous devons reconnaître que ces symptômes relatifs à la perturbation des fonctions hépatiques ne sont pas constants.

Il n'en est pas de même du point de côté, qui ne manque jamais, il est vrai, mais qui peut donner lieu à des méprises diagnostiques sur lesquelles il nous faut insister.

Les péritonites puerpérales partielles en général et la péritonite diaphragmatique en particulier sont des affections si peu connues que, lorsque nous sommes en présence d'un de ces cas même les plus tranchés, nous le rattachons presque toujours à quelque autre maladie mieux étudiée du cadre nosologique. Or, tout semble ici conspirer pour nous éloigner de la vérité. Il est rare que la première hypothèse qui se présente alors à l'esprit ne soit pas celle d'une affection thoracique. La forme de la douleur, son acuité, son siége, la dyspnée concomitante, le frisson qui précède l'apparition du point de côté et la fièvre qui le suit, tout cela n'indique-t-il pas au premier abord une lésion des organes respiratoires? Cependant, si l'on considère que ce point de côté ne s'accompagne habituellement ni de toux, ni d'expectoration, que la sonorité du thorax n'est modifiée sur aucun point, que l'auscultation ne révèle aucune altération grave de l'expansion vésiculaire; si, d'une autre part, on tient compte de l'élément puerpéral qui exerce plus volontiers et plus spécialement son action sur le péritoine, on écartera l'idée d'une phlegmasie pulmonaire ou pleurale pour admettre une péritonite diaphragmatique, soit périhépatique, soit périsplénique, suivant la nature des symptômes concomitants.

Cette variété de péronite partielle est grave : 1° en raison de son siége au voisinage d'organes essentiels à la vie et du trouble nécessaire qu'elle apporte dans leurs fonctions ; 2° en raison de sa grande tendance à se généraliser.

En temps d'épidémie, elle est constamment mortelle. Hors le temps d'épidémie, je l'ai vue guérir sous l'influence d'un traitement antiphlogistique énergique. Les ventouses scarifiées, distribuées *larga manu* sur la région douloureuse, constituent le meilleur agent de déplétion et de révulsion tout à la fois. Quand elles ne jugulent pas la maladie, elles déterminent un apaisement de la douleur et des phénomènes inflammatoires qui peut conduire à la guérison. Les cataplasmes émollients, simples ou arrosés de laudanum, sont un auxiliaire très-utile de cette médication. Il est quelquefois nécessaire de procéder les jours suivants à une seconde application de ventouses scarifiées.

L'une des observations que nous avons rapportées prouve tout le parti qu'on peut tirer des applications réfrigérantes et de la glace en particulier pour triompher des accidents locaux. On a vu que, malgré l'acuité de ces accidents et malgré la gravité extrême des symptômes généraux, nous avons réussi à obtenir dans un espace de temps relativement très-court une guérison complète.

Lorsque la douleur survit à l'emploi de ces moyens, un vésicatoire volant, assez large pour couvrir toute la région affectée, achève l'œuvre commencée par le traitement antiphlogistique. En même temps, on fait concourir à ce résultat les boissons émollientes ou acidules, les potions calmantes, dans le but d'atténuer les secousses de la toux, s'il en existe, et tout à fait au début l'ipéca, à la dose de 1^{gr},50, surtout lorsqu'il y a quelque complication gastro-hépatique.

II. — PÉRITONITE ÉPIPLOÏQUE, OU PÉRITONITE ABDOMINALE ANTÉRIEURE.

En étudiant les auteurs du siècle dernier, on trouve dans leurs ouvrages quelques descriptions qui se rapportent manifestement à la péritonite épiploïque.

En 1742, un auteur anglais, Mead, considérait la fièvre puerpérale comme une véritable inflammation des deux épiploons, occasionnée par la pression qu'exerce la matrice sur ces parties pendant tout le temps de la gestation. Il aurait, dans ces cas, trouvé constamment l'utérus sain et des épanchements de matière fétide dans l'abdomen. (V. Grimaud, *Tr. des fièvres*, t. III, p. 38, éd. 1791.)

Plus tard, en 1772, Hulme publie un traité dans lequel il avance que l'inflammation de l'épiploon et des intestins est la cause essentielle de la fièvre puerpérale. Les symptômes qu'il assigne à cette inflammation sont les suivants : au début, frisson suivi de chaleur, douleurs de l'abdomen et de l'épigastre en particulier, maux de tête et d'estomac, puis nausées, vomissements, pouls vite et petit; langue d'abord blanche, humide, puis sèche, âpre, enduite d'une croûte jaunâtre; dyspnée, abattement des forces du corps et de l'esprit; diminution des lochies et de la sécrétion laiteuse. A l'autopsie, liquide mêlé de pus concret dans l'abdomen, épiploon enflammé et détruit en grande partie par la gangrène, intestins phlogosés et collés ensemble par une matière épaisse et gluante; matrice saine. La cause de la maladie serait l'usage habituel des cordiaux et des épices, une atmosphère malsaine, trop chaude, les peines de l'esprit, mais surtout la pression exercée par la matrice sur l'épiploon et les intestins pendant la grossesse, et le peu de soin à entretenir la liberté du ventre après la délivrance. (*A treatise on the puerperal fever.*)

Dans l'épidémie de fièvre puerpérale qu'il observa à l'hôpital de Westminster et dans la ville de Londres pendant les années 1769, 1770 et 1771, Leake dit avoir trouvé, à l'ouverture des cadavres, l'épiploon enflammé et détruit en grande partie par la suppuration ou par la gangrène, la cavité abdominale contenant un fluide séro-purulent et une matière blanche, opaque, épaisse, due à la suppuration, l'utérus ordinairement sain. Voici le tableau qu'il trace de cette maladie :

« Début, du deuxième au troisième jour après l'accouchement, par un frisson suivi de céphalalgie; insomnie, cardialgie, nausées, vomissements bilieux, état de langueur. Pouls vif de 90 à 136, langue blanche et humide, soif intense, diarrhée, tension du ventre; selles d'abord jaunes, muqueuses, puis noires, fétides; vomissements aqueux, porracés, noirâtres; langue âpre, déjections involontaires, douleurs siégeant surtout à l'estomac et à l'ombilic; plus tard, regard farouche, tremblement des mains, joues cramoisies, lèvres livides, sueurs gluantes et froides sur la face, le cou et la poitrine. Mort du cinquième au onzième jour. Lochies ni suspendues ni altérées. Sécrétion du lait habituellement arrêtée par le frisson, mais reprenant son cours assez modérément vers la fin de la maladie, pour cesser ensuite à l'approche de la mort. Traitement: émétique à doses réfractées; émollients et narcotiques, s'il y a diarrhée; si putridité, toniques et quinquina. » (*Practic. Obs. on the child-bed fever.*)

En 1783, Delaroche décrit chez les femmes en couches une *inflammation érysipélateuse des entrailles,* qu'il attribue, comme les auteurs précédents, à la compression exercée pendant la grossesse par la matrice sur l'épiploon et les intestins. Il suppose que ces vaisseaux perdent ainsi leur tonicité, et qu'après l'accouchement le sang, y circulant plus facilement, produirait une pléthore qui les rendrait plus irritables. A l'autopsie, il aurait vu le plus souvent l'épiploon enflammé ou gangrené, un épanchement plus ou moins considérable de sérosité jaune et une certaine quantité de pus très-épais ramassé en flocons sur le mésentère et sur les intestins; le diamètre de ces derniers rétréci, leurs membranes épaissies, recouvertes de taches livides et gangréneuses, leurs vaisseaux gorgés de sang; la matrice ordinairement saine. Traitement : saignée, quinquina, camphre, vésicatoires. (*Recherch. sur la nat. et le trait. de la fièv. puerp.*)

Je ne puis passer sous silence la description que M. Andral nous a laissée, dans sa *Clinique médicale* (p. 699), d'une péritonite épiploïque qu'il caractérise ainsi : au début, tuméfaction et sensibilité du ventre dans sa partie antérieure, surtout vers l'ombilic, fièvre, nausées, vomissements, douleurs s'étendant à tout le ventre. Quoiqu'il ne s'agisse, dans les cas cités par l'éminent observateur, que de l'épiploïte chronique, cette citation n'est pas sans intérêt au point de vue qui nous occupe.

Il résulte donc des citations qui précèdent que la péritonite épiploïque des femmes en couches n'est pas chose absolument nouvelle. Elle a été assez bien étudiée et décrite par quelques auteurs du siècle dernier, qui l'ont considérée comme la cause anatomique par excellence de la fièvre puerpérale. Il faut remarquer, en effet, que dans l'énumération des lésions cadavériques l'appareil utérin est mis hors de cause; il est déclaré constamment sain. Or, cette intégrité de l'appareil utérin, et l'on pourrait ajouter des organes pelviens, puisque aucun d'eux n'est mentionné parmi les organes lésés, est un fait sur lequel j'appelle spécialement l'attention; car il prouve qu'il s'agissait bien, dans les cas observés, d'une péritonite limitée à l'épiploon et aux circonvolutions intestinales sur lesquelles il repose; et, à supposer que les auteurs précités n'aient pas songé à voir là une péritonite partielle, celle-ci n'en est pas moins démontrée par la description anatomique qu'ils nous ont laissée.

La thèse de M. Marchal, de Calvi (Thèse de concours pour l'agrégation, 1844), contient un certain nombre de faits qui ne sont explicables que par l'existence d'une péritonite circonscrite de la région péri-ombilicale, péritonite survenue dans l'état puerpéral. Voici l'analyse sommaire de l'une de ces observations :

Obs. *Accouchement heureux.* — Au huitième jour, fièvre, diarrhée, vomissements verts. Ventre douloureux, météorisé. Au quatorzième jour, la tuméfaction a beaucoup augmenté, surtout vers l'épigastre; fluctuation très-sensible. Ponction comme dans l'hydropisie. Evacuation de 6 pintes environ d'un liquide semblable à du petit-lait. Huit jours après, nouvelle fièvre, vomissements et formation d'une tumeur au nombril, laquelle s'abcède d'elle-même. Guérison au bout de plusieurs mois. (Doulcet, *Journ. de méd.*, t. XLIII, obs. 13.)

L'observation suivante, empruntée à M. Béhier (*Clin. méd.*, p. 686, obs. 38), mérite d'être citée comme exemple de ces vastes collections qui se forment dans le péritoine des femmes en couches entre la masse intestinale et la paroi abdominale antérieure.

Obs. Ménard (Louise), fille, vingt-deux ans, blanchisseuse, entrée à l'hôpital le 3 mars 1857, accouche le même jour d'une fille à terme, deuxième enfant.

6 mars. Frisson, fièvre. — 8. Vomissements bilieux, diarrhée. — 13. Toux. — 18. Faiblesse extrême. — 24. Bouche mauvaise; crache souvent. — 25. Eruption sudorale.

3 avril. Le ventre se ballonne ; il renferme du liquide. OEdème du membre inférieur gauche.— 14. Diarrhée, vomissements, bouche mauvaise, gorge sèche. — 17. Ventre plus ballonné et plus douloureux.— Les jours suivants, tous les symptômes s'aggravent. —21. Mort.

Autopsie.— A l'ouverture du ventre, on trouve, *en avant du paquet intestinal,* une sorte de poche dont les parois sont formées par une fausse membrane d'un jaune verdâtre, rugueuse, et de 2 à 3 millimètres d'épaisseur. *L'utérus et les organes du petit bassin sont placés en dehors et au-dessous de cette poche pseudo-membraneuse.* Dans deux ou trois points, une des anses intestinales sous-jacentes semble recouverte d'une fausse membrane moins épaisse; mais il est impossible de découvrir une seule perforation, soit par l'examen direct extérieur, soit même plus tard, quand on examine la face interne de l'intestin.

Cependant cette poche, *qui remonte jusque vers l'épigastre* et qui occupe toute la largeur de l'abdomen, est remplie : 1° par des gaz d'une fétidité extrême et d'une odeur fécale, qui s'échappent à l'ouverture de l'abdomen ; 2° d'un liquide noir verdâtre grumeleux, également d'une fétidité fécale excessive. La quantité en est assez considérable : deux litres et demi à trois litres ; 3° d'une bouillie d'un noir verdâtre, véritable purée sans apparence alimentaire, sans détritus à forme saisissable. La quantité de cette masse boueuse est telle que l'hypogastre en est plein et que les deux flancs sont envahis.

Sous cette poche, la totalité des anses intestinales est soudée par des fausses membranes fort épaisses et assez adhérentes. Ces anses sont distendues par des gaz et une certaine quantité de sérosité purulente, çà et là enfermée dans des replis intestinaux par des fausses membranes injectées et parcourues par des vaisseaux assez volumineux.

Au-dessous de cette vaste poche, l'utérus et ses annexes sont accolés par des fausses membranes épaisses, au milieu desquelles il faut rechercher ces parties. L'utérus est revenu à sa grandeur normale. Sa cavité très-rétrécie renferme un mucus d'un brun rosé, sans fausses membranes. Le tissu des parois est en général blanchâtre ; les sinus ne sont plus représentés que par des petits vaisseaux, dont plusieurs conservent dans leur lumière quelques caillots rougeâtres ; autour d'autres vaisseaux on voit une teinte rouge assez marquée. On trouve également, au niveau de l'insertion de la trompe gauche sur l'utérus, une coloration verdâtre du tissu utérin, sans pus appréciable.

Phlébite oblitérante des veines du bassin et du membre inférieur gauche. Rien dans les poumons, le foie, les reins, la rate.

Le kyste intra-péritonéal décrit avec tant de soin dans cette observation se compliquait-il d'une perforation de l'intestin? Les gaz qu'il renfermait, l'odeur fécale, la couleur noirâtre des matières épanchées militent en faveur de l'existence de cette perforation, qu'on n'a pas trouvée. Mais il ne serait pas impossible qu'il se fût produit là des phénomènes d'endosmose analogues à ceux que l'on observe dans les collections purulentes qui se forment au voisinage de l'anus ou des parties génitales. Il reste donc des doutes sur ce point. Mais ce qui n'est pas douteux, c'est l'enkystement de la péritonite dans la région abdominale antérieure, c'est l'exclusion des organes pelviens qui sont, comme on l'a vu, situés en dehors et au-dessous de la poche, c'est la presque intégrité de l'utérus et de ses annexes.

Quant aux complications phlébitiques, elles n'ont joué qu'un rôle secondaire dans la terminaison fatale, et l'apparition tardive, pendant la vie, de l'œdème du membre inférieur nous porte à croire que ces lésions veineuses ne peuvent même pas être considérées comme la cause occasionnelle de la péritonite.

Aux observations qui précèdent nous joindrons la suivante, recueillie dans notre service à la Maternité, et qui peut être considérée comme un type de péritonite épiploïque ou abdominale antérieure.

Obs. *Péritonite épiploïque purulente, état typhoïde ; muguet, eschare gangréneuse au sacrum ; érysipèle dans la période ultime. — Mort. — Autopsie.* — Chaillette (Marie), vingt-six ans, multipare, maigre, pâle, chloro-anémique, entre à la Maternité le 10 février 1862 ; accouche le 13 d'une fille vivante, à terme, pesant 3 100 grammes. Délivrance naturelle. Pas d'accidents.

20 février au soir, huit jours après l'accouchement, frisson d'une heure, sans claquement de dents.

21. Peau chaude ; pouls à 102, langue blanche, soif vive, légère tension du ventre ; pas de douleur à la pression ; selles normales. Céphalalgie, insomnie. Lochies abondantes et purulentes. Ipéca, 1^{gr},50. Ventouses scarifiées sur l'abdomen, cataplasmes. Limonade, julep morphiné.

22. Râles muqueux et sibilants dans toute l'étendue de la poitrine ; toux ; langue saburrale, infiltration des grandes lèvres.

23. Pouls à 110 ; chaleur modérée à la peau ; un peu de douleur dans la région péri-ombilicale. Céphalalgie sus-orbitaire, pâleur de la face, altération des traits, abattement ; maigreur extrême.

24. Pouls à 140 ; peau très-chaude, céphalalgie, douleur plus aiguë dans la région péri-ombilicale ; nausées, vomissements bilieux, diarrhée noirâtre et abondante, haleine fétide, langue sèche, bouche amère. Toujours de la toux et des râles disséminés dans la poitrine. Sentiment d'oppression. Pect. sucrée, 2 p. ; jul. morph. ; lav. amid. et laud., cat.

25. La diarrhée persiste ; ventre moins douloureux à la pression ; pas de météorisme ; langue rouge et sèche, soif intense, face injectée ; sentiment de chaleur intolérable à la peau ; pouls à 140. Pas de vomissements.

26. Douleur très-aiguë dans la région épigastrique, vomissements bilieux; la diarrhée a cessé; le pouls faiblit; même injection de la face; stupeur; toux et expectoration muqueuse. Vésicat.
épigastr. Boissons pectorales; bouillons.

28. Muguet sur les parties latérales de la langue, soif intense;
ventre souple, non douloureux; la face est devenue pâle; ni diarrhée ni vomissements. Seins affaissés, lochies normales.

1er mars. Le muguet a envahi toute la langue et recouvre le voile
du palais, dont la rougeur tranche sur le pointillé blanchâtre qui le
parsème. Mucosités filantes, tenaces, épaisses, adhérentes à la langue
et à la voûte palatine. Peau chaude; pouls à 120; parole embar-
rassée; pas de sensibilité abdominale. Toux, respiration fréquente,
à 42. Même traitement; collutoire boracique.

2 mars. Le muguet augmente d'épaisseur et d'étendue; diarrhée,
lochies fétides peu abondantes; des deux côtés du coccyx, rougeur
plaquée très-intense, annonçant un commencement d'eschare. Même
état du reste.

Les jours suivants, l'eschare se forme, et le 5 mars elle avait le
diamètre d'une pièce de 5 francs. Une éruption de pustules d'acné
l'entourait. Ce jour-là, deux évacuations hémorrhagiques intestinales assez abondantes pour remplir en deux fois un vase de nuit
ordinaire. Pâleur excessive de la face, peau chaude; pouls petit
à 124; diarrhée persistante, lochies supprimées.

6 mars. Muqueuse buccale entièrement couverte de muguet; ar-
ticulation des sons impossible, lèvres et dents fuligineuses, évacuations alvines involontaires, stupeur, insomnie, abattement très-
prononcé; pas de délire. Les pustules du siége sont ulcérées, l'eschare
du sacrum s'agrandit.

9 mars. Apparition d'un érysipèle au-dessous du sein droit.
L'eschare et tous les symptômes typhoïdes vont toujours s'aggravant; le ventre reste souple et indolent.

10 mars. L'érysipèle s'est étendu dans tous les sens; pouls petit,
étroit, à 140; hébétude de la face, altération profonde des traits;
muguet en couche épaisse sur toute la muqueuse buccale, selles
involontaires. Eschare énorme s'étendant de l'anus à la partie supérieure du sacrum.

Le soir, pouls irrégulier, imperceptible; refroidissement des extrémités, sueur froide, état comateux; nulle réponse aux questions.
Morte la nuit, à deux heures du matin.

Autopsie. — A l'ouverture de l'abdomen, issue d'une grande
quantité de gaz, évidemment contenus dans la cavité du péritoine. Le tablier épiploïque, considérablement épaissi et baigné
de pus, est comme tendu au devant de la masse intestinale et
fixé à la branche horizontale du pubis par des adhérences intimes.
Le pus qui tapisse l'épiploon est verdâtre, crémeux, consistant,
sans mélange aucun de sérosité. Les adhérences pubiennes étant
rompues et la paroi antérieure de l'abdomen renversée sur la poitrine, on voit que toute la portion de la face interne de cette
paroi qui correspond aux régions épigastrique, ombilicale et hypogastrique, a emporté avec elle une couche épaisse de ce pus verdâtre

dont nous avons parlé. Tout le paquet intestinal est comme masqué par la présence de ce liquide. Après en avoir débarrassé sa surface antérieure au moyen d'une éponge, nous constatons que les intestins, médiocrement distendus, sont agglutinés entre eux comme par une forte solution de gomme. De place en place, en séparant avec le doigt les anses intestinales, on tombe sur un foyer purulent qui ne contient pas moins d'un demi-verre à un verre de pus. Il existe environ quatre ou cinq cloaques de cette espèce, et tous sans mélange aucun de sérosité. Il est à remarquer que l'agglutination des anses intestinales entre elles a lieu sans l'intermédiaire habituel ou du moins si fréquent des fausses membranes.

Le petit bassin avait été complétement épargné par cette péritonite purulente. Le foyer, circonscrit à la circonférence par des adhérences assez solides, n'avait aucune communication avec la cavité intra-pelvienne. Toutefois il importe de remarquer que la vessie, l'utérus, les trompes, les ovaires et le ligament large étaient recouverts, au voisinage du foyer, de fausses membranes épaisses et jaunâtres.

L'utérus, à peine double de son volume normal, ne présentait, ni à sa surface interne ni dans son tissu, aucune trace de pus. Les ovaires étaient sains, les trompes distendues par un mucus épais, transparent.

Dans la vésicule biliaire, un calcul du volume d'une noisette, d'un vert foncé à l'intérieur comme à l'extérieur, s'écrasant sous le doigt comme du chocolat ramolli et paraissant constitué par de la bile concrète. Cellules du foie infiltrées par la matière colorante de la bile.

Poumons engoués à la partie inférieure, sains du reste.

Les intestins et le cerveau n'ont pas été examinés.

Plusieurs circonstances de ce fait curieux méritent de fixer notre attention. Je signalerai en premier lieu la nature franchement purulente de la péritonite. C'est cette purulence qui va nous expliquer la plupart des particularités et, j'ajouterai, certaines anomalies de notre observation.

S'il se fût agi d'une péritonite séro-adhésive pure et simple, nous aurions eu des phénomènes locaux très-accusés : douleurs abdominales très-aiguës, ballonnement du ventre, sensibilité à la moindre pression. Ici, au contraire, nous avons des phénomènes locaux à peine marqués et des symptômes généraux très-nombreux, très-graves et très-complexes. C'est à la purulence qu'il faut attribuer cette prédominance des symptômes généraux sur les symptômes locaux ; c'est elle qui a engendré l'état typhoïde et tout l'appareil symptomatique par lequel nous l'avons vue se manifester. C'est à la présence du pus dans le péritoine qu'il faut s'en prendre de l'apparition du muguet, des phénomènes de congestion pulmonaire, de la diarrhée persistante, de l'érysipèle, de l'eschare au sacrum, et de l'hémorrhagie intestinale dont nous avons parlé.

Quels sont les caractères anatomiques de la péritonite épiploïque? Ces caractères sont très-tranchés; ils consistent dans l'injection, la tuméfaction, la suppuration de ce tablier membraneux qu'on appelle l'*épiploon*. Je n'ai jamais rencontré la gangrène de cet organe, mais elle paraît avoir été constatée plusieurs fois par les auteurs anglais dont j'ai parlé. Si des néo-membranes ont eu le temps de s'organiser, la face antérieure de l'épiploon peut adhérer plus ou moins intimement avec la face postérieure de la paroi abdominale antérieure. Il est rare que la portion de péritoine recouvrant la surface externe des bosselures intestinales sur lesquelles repose, comme sur un coussin, le tablier épiploïque, ne participe pas dans une certaine mesure à l'inflammation de ce dernier; auquel cas les anses intestinales sont unies entre elles par leurs parties latérales, et presque toujours baignées d'une couche de liquide tantôt poisseux et analogue à une solution de gomme, tantôt constitué par une sérosité plus fluide et albumineuse, tantôt séro-purulent et mélangé de flocons épais, blanchâtres, tantôt enfin franchement purulent. Si ces exsudats sont très-abondants, on les retrouve disséminés à la surface de la masse intestinale, dans les flancs ou dans le petit bassin. Mais quelques coups d'éponge portés dans ces dernières parties permettent de reconnaître : 1° que le liquide n'a fait en cela qu'obéir à la loi de la pesanteur; 2° que les parties latérales de la cavité de l'abdomen sont parfaitement saines; 3° qu'il en est de même du petit bassin et des organes qu'il contient. Quant au péritoine diaphragmatique, périhépatique et périnéphrique, il est habituellement indemne de tout vestige de phlegmasie.

Il est facile de concevoir, d'après cette description, pourquoi sur le cadavre la péritonite épiploïque est journellement prise pour une péritonite généralisée. On trouve à l'ouverture de l'abdomen, par exemple, l'épiploon suppuré, du pus étalé à la surface antérieure du paquet intestinal, du pus dans les flancs, du pus dans le petit bassin, et l'on conclut aussitôt à la généralisation de la péritonite. En abstergeant avec soin toutes les parties baignées par l'exsudat purulent et en les examinant de plus près, on eût fini par reconnaître que la séreuse péritonéale n'était réellement enflammée que dans la région épiploïque. Il n'y a pas d'erreur possible, lorsque des adhérences se sont organisées de manière à circonscrire, comme cela a lieu dans le cas rapporté par M. Béhier, un foyer purulent interposé comme un sac aplati entre le paquet intestinal et la paroi abdominale antérieure.

Les symptômes de la péritonite épiploïque ne diffèrent pas toujours sensiblement des symptômes de la péritonite généralisée, mais ils sont parfois très-manifestes. C'est à ces cas bien tranchés que se rapporte l'énumération des phénomènes suivants :

Au début, frisson unique violent, puis fièvre intense, bientôt suivie d'une douleur aiguë dans la région épigastrique, douleur qui se propage rapidement jusqu'à l'ombilic. L'hypogastre, les fosses iliaques, les flancs sont indolores, peu ou point sensibles à la pression. En même temps on reconnaît que la zone épigastrique est tendue, comme soulevée ; puis il se fait une tuméfaction réelle appréciable à l'œil comme à la main. Des nausées et des vomissements se déclarent, aqueux ou bilieux ; la langue se sèche, les traits s'altèrent ; la diarrhée alterne souvent avec les vomissements ; à la dernière période, les douleurs et le météorisme s'étendent à toute la paroi abdominale antérieure, les yeux s'excavent, le nez s'effile, les joues se creusent ; affaissement, stupeur, sueurs profuses, précipitation du pouls, embarras de la respiration et mort.

J'appelle spécialement l'attention sur les symptômes du début, douleurs et tuméfaction épigastriques, nausées et vomissements, et sur le signe négatif important qui se déduit de l'absence de toute sensibilité et de tout gonflement anormal dans les autres régions de l'abdomen. Mais il est un autre phénomène remarquable, que j'ai rencontré bien des fois en pareil cas et auquel je dois une mention toute particulière. C'est une sensation illusoire d'appétit, coïncidant avec une fièvre intense, et même avec les vomissements. Les malades réclament à grands cris des aliments solides, et si vous donnez satisfaction à leur désir, il est rare qu'il ne suffise pas de quelques bouchées de pain pour le calmer. D'où vient cette sensation étrange d'appétit au milieu de conditions en apparence si peu propres à la développer ? Je me suis livré déjà à bien des hypothèses sur ce point curieux de physiologie pathologique, mais aucune d'elles ne m'ayant contenté, je me borne à signaler le fait.

La péritonite épiploïque est la plus grave de toutes les péritonites partielles : 1° en raison de sa tendance extrême à se généraliser ; 2° en raison des troubles fonctionnels graves auxquels elle peut donner lieu : nausées, vomissements, diarrhée ; 3° en raison peut-être de la mobilité extrême des organes (estomac et intestins) avec lesquels l'épiploon enflammé est en rapport, mobilité qui doit contribuer pour une certaine part à aggraver cette inflammation.

Les applications de ventouses scarifiées et l'ipéca sont les premiers moyens de traitement qu'il faut opposer dès le début à la péritonite épiploïque. Mais si ces moyens restent insuffisants, un large vésicatoire volant placé sur la région épigastrique peut triompher des accidents, lorsqu'il ne s'agit pas d'une péritonite infectieuse, laquelle est alors presque infailliblement mortelle. L'eau de Seltz, les boissons acidules, la glace sont des auxiliaires indispensables pour calmer les vomissements ; mais si l'on remarque que la cessation de ces derniers est suivie d'évacuations diarrhéiques abondantes, mieux vaut abandonner à la nature le soin de modérer ces évacuations que de les combattre par les moyens connus, l'expérience m'ayant démontré en de tels cas que de deux choses l'une : ou bien les vomissements reparaissent quand la diarrhée est arrêtée, ou bien vomissements et flux diarrhéique se suppriment ; mais alors survient une tympanite bientôt suivie de l'issue fatale.

A la péritonite épiploïque j'assignerais volontiers deux causes principales : 1° le grand développement de l'épiploon chez certains sujets, développement qui est toujours en rapport direct avec la distension que l'estomac est susceptible d'éprouver soit dans l'acte de la digestion, soit par suite d'une disposition flatulente ; 2° les pressions auxquelles l'épiploon est exposé pendant les derniers mois de la grossesse par l'utérus considérablement développé, comme dans l'hydropisie de l'amnios, ou par toute autre cause.

III. — PÉRITONITE ILIAQUE OU HYPOGASTRIQUE.

Je désigne, pour plus de simplicité, sous ce titre la péritonite des régions iliaques ou de la zone hypogastrique.

Pour bien comprendre l'histoire de cette variété de péritonite partielle et de toutes les péritonites partielles en général, il faut savoir ou se rappeler qu'il est très-peu de péritonites qui envahissent d'emblée la totalité de la séreuse alvo-pelvienne ; que l'immense majorité des péritonites généralisées ont commencé par être locales, et que cette épithète de *généralisées* implique nécessairement le début de la maladie par un point déterminé de la cavité du ventre.

Laissons de côté pour le moment les causes qui peuvent donner lieu à la péritonite généralisée. N'est-il pas évident que, si la cause qui a fait naître la péritonite dans une région quelconque de l'abdomen cesse d'agir, l'inflammation issue de cette cause tendra, non pas à se généraliser, mais à se circonscrire dans le point où elle a pris naissance, et que dès lors nous aurons affaire à une péritonite partielle ?

Avec cette donnée si simple, il est facile de concevoir la genèse de toutes les péritonites partielles et de la péritonite iliaque en particulier.

Un mot seulement sur le sens anatomique qu'il faut attacher à cette appellation de péritonite iliaque. Nous ne comprenons pas sous ce nom toutes les péritonites susceptibles de se développer dans la cavité du bassin. Nous pensons qu'il y a une distinction importante à faire entre les péritonites pelviennes proprement dites (pelvi-péritonites de Bernutz et Goupil) et les péritonites iliaques ou hypogastriques. Les unes et les autres se confondent à coup sûr très-fréquemment dans la pratique, mais elles peuvent être aussi très-distinctes, ainsi que nous en avons observé un certain nombre d'exemples.

Déjà tout le monde connaît aujourd'hui, par les travaux des deux auteurs que nous venons de citer, ces cas de péritonite pelvienne parfaitement limitée à la capacité du bassin et qui laisse complétement intactes et les régions iliaques et les organes y contenus. Eh bien, à côté de ces cas, il en existe d'autres, non moins probants, non moins authentiques, et d'où il résulte que l'hypogastre ou l'une des deux régions iliaques peut être le siége primitif et même exclusif de l'inflammation péritonéale, que cette inflammation ait eu pour point de départ, ainsi qu'il arrive le plus souvent, les annexes de l'utérus, ou qu'elle se soit établie d'emblée (et c'est le cas le plus rare), en vertu de cette puissance occulte et mystérieuse qui veut que la maladie commence tantôt sur un point, tantôt sur un autre, sans qu'il nous soit possible d'en spécifier la cause.

Une observation de Vieusseux, rapportée par Delaroche (*Fièvre puerpérale*, Paris, 1783, p. 288) mérite d'être mentionnée.

Il s'agit d'une jeune dame de vingt ans, accouchée de son premier enfant le 7 janvier 1780.

Les jours suivants, douleur fixe dans le côté droit et inférieur du ventre, puis fièvre intense et tension abdominale inutilement combattues par sept ou huit saignées. Persistance des symptômes généraux ; apparition d'une tumeur dans la région iliaque droite. Tétanos dans les derniers jours. Mort neuf semaines après l'accouchement.

A l'autopsie, matrice parfaitement saine et réduite à son volume ordinaire ; mais à la partie droite inférieure du bas-ventre, tumeur de forme irrégulièrement sphérique, remplissant presque tout l'espace entre les os des îles et le pubis. Cette tumeur était composée des membranes de l'omentum (épiploon) et du péritoine, et de diverses parties des intestins qui paraissaient avoir été attirés comme par force dans cet endroit, de sorte que la partie du côlon qui au-

rait dû être située sous le ventricule, formant un angle extrêmement aigu, était descendue jusqu'à la tumeur et y avait contracté
une adhérence. Toutes ces parties étaient tellement collées les unes
aux autres qu'on ne pouvait les séparer qu'en les déchirant. Les
différentes cellules qui formaient la tumeur étaient pleines de pus
contenu dans les membranes durcies et épaissies, mais qui avaient
souffert en quelques endroits une corrosion telle, que, en peu de
temps, les muscles du bas-ventre ou les intestins auraient été percés ;
ces cellules ne communiquaient pas entre elles. Au milieu de la
tumeur, on remarquait une tumeur particulière de la grosseur d'un
œuf de pigeon, formée par l'ovaire considérablement durci et augmenté de volume, contenant aussi du pus. Le reste du corps était
sain.

Dans son article sur les phlegmons de la fosse iliaque (*Arch. de
méd.*, 1839, 3ᵉ série, t. IV, p. 294), M. Grisolle s'exprime ainsi :
« Il y a des péritonites circonscrites aiguës ou chroniques qui, pro-
duisant des tumeurs appréciables à la vue et au toucher, peuvent
faire croire à la présence d'un phlegmon iliaque. »

Le même auteur cite dans son travail une observation que l'on
peut considérer comme un cas de péritonite iliaque suppurée et
gangréneuse chez une femme en couches. Voici le fait en raccourci :

Obs. Modiste, vingt-deux ans, primipare, accouchée à l'Hôtel-
Dieu, le 14 août 1838.

Le 15 au soir. Frissons, fièvre, altération des traits ; sensibilité
vive dans la fosse iliaque droite ; bouche amère, soif vive, nausées,
vomissements. Utérus et lochies à l'état normal. Vingt-cinq sangsues sur le point douloureux.

Le 16. Même état.

Le 17. Météorisme ; sensibilité de la région cœcale ; on y sent
une tuméfaction de 3 pouces carrés, mate, non bosselée, élastique,
molle, sans fluctuation. Selle verdâtre ; vomissements, pouls à 124.
Frictions mercurielles, calomel, bain. — 18. Même état.

Le 19, Frissons irréguliers ; relief de la tumeur iliaque à travers
les parois abdominales ; tension ; fluctuation obscure. Selles fétides,
envies de vomir ; hoquet, pouls à 120 ; facies grippé.

Le 20. Affaissement de la tumeur ; empâtement diffus dans
le flanc ; diarrhée verte.

Le 21. Altération profonde de la face ; décubitus sur le côté
droit ; la cuisse légèrement fléchie. Frissons, vomissements verdâtres.

Le 22. Affaiblissement de la malade et mort.

Autopsie. — La paroi abdominale antérieure, au niveau de la
fosse iliaque droite, adhère, dans une étendue de près de 3 pouces
carrés, aux parties sous-jacentes. En voulant les détacher, on met
à nu un foyer pouvant contenir une petite orange, et dont les autres
parois sont formées par le cœcum, l'épiploon et quelques anses de

l'intestin grêle. Tous ces organes sont tapissés par de fausses membranes noirâtres. Le foyer offre un mélange de pus, de matière brune ayant une odeur gangréneuse ; on y trouve aussi plusieurs portions de matières fécales indurées. Ce foyer étant soigneusement vidé et lavé, on s'assure *qu'il est contenu dans la cavité même du péritoine.* Au bas de la paroi interne, on découvre l'appendice vermiforme, béant, friable, noir, en partie détruit par la gangrène. Vers la paroi externe, et un peu en arrière, existe une ouverture pouvant admettre l'extrémité du pouce, irrégulière dans son contour, d'où l'on pénètre dans un nouveau foyer qui contient les mêmes matières que le premier, qui a décollé le cœcum, le côlon ascendant et remonte presque au niveau du rein, dont le tissu n'est pas altéré. L'aponévrose iliaque est noirâtre, crevassée et perforée dans plusieurs points. Les muscles iliaque et carré lombaire sont noirâtres ; leurs fibres, pour la plupart ramollies et réduites en bouillie, exhalent une odeur de gangrène. Le cœcum n'offre aucune perforation. Le reste du tube digestif, tous les autres organes de l'abdomen, ceux renfermés dans la tête et la poitrine ne sont le siége d'aucune altération.

La péritonite iliaque est dans ce cas clairement démontrée par l'autopsie. Remarquons, en effet, que c'est dans la cavité même du péritoine qu'était contenu le foyer purulent, que le cœcum, l'épiploon et quelques anses d'intestin en formaient les parois, que ces organes étaient tapissés de fausses membranes et baignaient dans le pus. La gangrène de l'appendice vermiculaire paraît avoir été le point de départ des accidents. La suppuration des muscles psoas-iliaque et carré des lombes n'a vraisemblablement eu lieu que consécutivement. L'appareil utérin était hors de cause.

Dans la catégorie des péritonites iliaques, il faut classer cette variété nombreuse d'abcès de la fosse iliaque que les auteurs ont désignés sous le nom d'abcès intra-péritonéaux de cette région. Évidemment, ces prétendus abcès ne sont que des péritonites partielles, puisque la collection du liquide qui les constitue est due à une sécrétion morbide de la séreuse enflammée, et non à une phlegmasie ou à la fonte d'un tissu cellulaire qui n'existe pas.

En consultant les auteurs qui ont traité des abcès de la fosse iliaque, on trouverait de nombreux exemples de la variété de péritonite que nous étudions.

La thèse de concours de M. Marchal (de Calvi) (Agrégation en chirurgie, Paris, 1844) renferme une riche collection de faits que l'on pourra interroger avec le plus grand fruit au point de vue qui nous occupe.

Parmi les observations consignées dans la *Clinique médicale* de M. Béhier, à l'article *Maladies des femmes en couches,* il en est plusieurs qui ont trait à la péritonite iliaque. Voici l'analyse de quelques-uns de ces faits :

Obs. Femme de vingt-quatre ans, deuxième enfant. Frissons avant l'accouchement, qui a lieu le 11 décembre 1855. Nouveau frisson le 13. Fièvre. Œdème douloureux du membre inférieur gauche, le 15. Symptômes généraux graves, le 17. Vomissements, hoquets, douleurs lombaires, météorisme abdominal, pouls tremblotant ; respiration anxieuse ; pâleur et altération des traits ; douleur au côté droit du ventre ; 52 inspirations. Mort le 18.

A l'autopsie, épanchement trouble, puriforme, mêlé de flocons pseudo-membraneux, d'un jaune verdâtre, occupant les deux fosses iliaques, au niveau des annexes, surtout à gauche. Injection des annexes. Phlébite purulente des veines utérines. Veines du bassin et de la cuisse gauche gorgées d'un sang noir sirupeux, contenant de petits caillots blanchâtres granuleux. L'œdème a disparu après la mort. (*Clin. méd.* de Béhier, Paris, 1864, obs. 1 *bis*, p. 604.)

Obs. Bach (Rose), trente-huit ans, est amenée à l'hôpital avec un bras de l'enfant pendant déjà depuis longtemps hors de la vulve ; la poche des eaux était rompue depuis longtemps ; on exécute la version céphalique et on applique le forceps le 5 juillet à dix heures du soir.

Le 6. La malade est dans un état extrêmement grave. Elle est d'une grande faiblesse ; sa respiration est anxieuse, sa face tirée, son ventre tendu et très-douloureux ; pouls à 150. Quatre-vingts sangsues.

Dans la journée surviennent des vomissements verdâtres très-répétés.

Mort à neuf heures du soir.

Autopsie, le 8. Le ventre était extrêmement ballonné, la cavité péritonéale contient un liquide trouble et sanguinolent. Le tissu cellulaire de la fosse iliaque droite est infiltré d'une sérosité sanglante qui s'étend jusqu'à l'annexe de ce côté. Dans la fosse iliaque gauche, il existe un foyer purulent autour duquel se voit une infiltration séro-sanguinolente ; dans une certaine étendue, ce tissu cellulaire présente l'aspect de la gangrène. L'utérus, sur son côté gauche, est rompu au niveau du col et de la partie inférieure du corps, le tissu de l'organe en cet endroit est réduit à une bouillie putrilagineuse. L'utérus mesure 16 sur 15 ; à son sommet gauche, on trouve une petite tumeur fibreuse ; sa cavité est noirâtre et présente des caillots adhérents au niveau de l'insertion placentaire.

La trompe et l'ovaire gauches sont sains ; la trompe droite contient du pus ; l'ovaire de ce côté est ramolli et gorgé de sang. Le rein gauche est décoloré et mou ; la substance corticale présente, réunie par îlots, des grains blanchâtres ; elle paraît avoir refoulé la substance tubuleuse. Le rein droit présente le même aspect que le gauche ; il est de plus mamelonné.

Les autres organes n'offrent rien de particulier. (Béhier, *Clinique médicale*, p. 648.)

Les deux observations qui précèdent sont des cas de péritonite iliaque double : le premier, compliqué de phlébite des veines utérines, des veines du bassin et du membre inférieur gauche ; le second, consécutif au traumatisme nécessité par une présentation vicieuse.

L'observation qui se trouve dans la *Clinique médicale* de M. Béhier, p. 651, mérite d'être citée à cet égard. Nous y renvoyons le lecteur.

La péritonite iliaque étant ainsi démontrée, il nous reste à établir ses caractères distinctifs.

Je ne sache pas d'affection plus commune dans notre service de la Maternité que cette variété de péritonite, surtout quand l'état sanitaire est satisfaisant. Tandis que par les temps d'épidémie véhémente nous avons surtout affaire à la péritonite généralisée ou générale d'emblée, c'est au contraire la péritonite partielle qui domine quand les conditions de notre milieu clinique sont devenues bonnes. Or, parmi les péritonites partielles, la péritonite iliaque et la péritonite pelvienne proprement dite, qui a une si grande tendance à devenir iliaque ou hypogastrique, sont sans contredit les plus fréquentes.

Le début de la péritonite iliaque est généralement plus tardif que celui de la péritonite générale d'emblée. Le début de cette dernière suit presque toujours de très-près l'accouchement. Il a lieu habituellement dans les deux ou trois premiers jours, rarement après le cinquième ou le sixième. Le début de la péritonite iliaque est beaucoup plus variable. Les limites dans lesquelles on l'observe s'étendent du premier au dixième jour après la délivrance. On l'a même vu avoir lieu au bout de quinze jours, trois semaines, un mois (Bernutz et Goupil). Cependant, il faut savoir que la maladie se manifeste plus souvent dans le courant des cinq ou six premiers jours qu'après cette époque.

Le frisson manque souvent ; mais ce qui ne manque presque jamais, c'est la fièvre et les douleurs abdominales.

Le frisson, quand il apparaît, n'a jamais l'intensité, la durée, la profondeur, si l'on peut ainsi dire, du frisson de la péritonite générale d'emblée. C'est un sentiment de froid, un malaise passager, sans tremblement des membres, sans claquement des dents, sans pâleur livide, en un mot sans aucune de ces concomitances graves qui caractérisent le frisson des grandes péritonites.

Le frisson, en raison de sa fugacité, peut passer inaperçu ; mais la fièvre sera toujours constatée, fièvre habituellement modérée toutefois, et qui ne se traduit guère que par l'accélération du pouls, la chaleur de la peau n'étant pas très-sensiblement augmentée. Pas d'altération manifeste des traits ; pas de changement appréciable dans l'expression de la physionomie.

Ce qui appelle tout d'abord et d'une façon plus saisissante l'attention, c'est la douleur du ventre, douleur occupant tantôt la région hypogastrique, tantôt les deux fosses iliaques ou l'une d'entre elles seulement ; douleur s'aggravant par les grandes inspirations, les secousses de la toux, la tension des muscles abdominaux, les tentatives d'exploration par les pressions extérieures, douleur s'irradiant parfois dans les diverses parties du ventre ou s'accompagnant d'élancements jusque dans le membre inférieur correspondant.

Puis vient la tuméfaction, l'un des éléments les plus importants parmi ceux qui constituent les caractères distinctifs de la péritonite iliaque. C'est cette tuméfaction qui a servi si longtemps de base à l'erreur par suite de laquelle on prenait toutes les péritonites iliaques pour des phlegmons de cette région. Aussi importe-t-il de bien mettre en relief les particularités les plus essentielles du symptôme dont il s'agit.

Dans la variété de péritonite que nous étudions, la tumeur ne tarde pas à prendre des proportions beaucoup plus étendues que celles des phlegmons iliaques proprement dits. Elle occupe souvent tout l'espace compris entre trois lignes tirées, l'une de l'épine iliaque antéro-supérieure au pubis, l'autre du pubis à l'ombilic, la troisième de l'ombilic à l'épine iliaque antéro-supérieure. D'autres fois, elle se présente sous la forme d'une bande large de deux à trois travers de doigt et se dirigeant obliquement de bas en haut et de dedans en dehors, depuis le pubis jusqu'à l'épine iliaque antéro-supérieure, en suivant le bord antérieur de l'os des iles. Dans d'autres cas enfin, elle envoie, soit en haut du côté du flanc, soit en dedans, vers la région iliaque du côté opposé, une espèce de jetée qui dépasse les limites que nous avons indiquées, et qui sont les plus habituelles. Cette tumeur est donc remarquable par son étendue en surface. Sa situation est plus superficielle que profonde ; elle représente une masse plutôt diffuse que conglobée. Ce n'est pas, au moins d'ordinaire, un de ces noyaux d'engorgement, plus ou moins volumineux, plus ou moins irrégulièrement sphériques, que la palpation circonscrit aisément ; c'est une sorte de magma voisin de la peau, dont la rénitence n'est pas dépourvue d'élasticité et dont la matité est loin d'être absolue comme celle d'une tumeur solide.

Dans cette première période de la maladie, c'est-à-dire lorsque la péritonite n'est encore que séro-adhésive, si l'on complète, à l'aide de l'exploration vaginale, les résultats fournis par l'exploration extérieure de l'abdomen, on constate habituellement que les culs-de-sac vaginaux sont libres; que l'utérus a conservé en grande partie sa mobilité et sa direction normales. Ce n'est, en général, que plus tard, quand la péritonite est devenue purulente; quand il s'est établi dans la fosse iliaque un foyer plus ou moins vaste qui envahit et refoule les organes environnants, que l'on trouve le cul-de-sac correspondant engorgé, l'utérus dévié et fixé par des adhérences dans la position qu'il occupe; mais, dans le principe, je le répète, parce que ce fait m'a souvent servi à distinguer la péritonite iliaque soit du phlegmon des ligaments larges, soit d'une ovarite, soit d'un phlegmon vrai de la fosse iliaque, le toucher par le vagin ne révèle rien d'anormal. J'en dirai autant du toucher par le rectum.

Arrivée à ce point, la maladie prend ordinairement des allures chroniques qu'on n'observe ni dans la péritonite de l'hypochondre, ni dans la péritonite épiploïque.

Cependant il n'est pas rare, quand la cause qui a fait naître le désordre local vient à cesser, de voir se dissiper très-rapidement ces engorgements péritonitiques, et les malades au bout de quelques jours être rendues à la santé.

Mais supposez que cette cause persiste, ou bien que la malade commette une imprudence, se lève trop tôt ou prenne un refroidissement, l'amélioration qu'on aura pu constater, sous l'influence d'un traitement bien dirigé, va faire place à un nouvel ordre de symptômes. Plusieurs cas peuvent se présenter. Nous les indiquerons en procédant des plus communs aux plus rares.

1° Dans la grande majorité des cas, la tumeur iliaque s'indure, se circonscrit. Elle reste douloureuse à la pression; mais les parties circonvoisines ont perdu de leur sensibilité. Il n'y a pas d'altération notable des traits; le pouls demeure accéléré, la peau médiocrement chaude, la langue blanche ou saburrale, l'appétit faible ou capricieux; pas de nausées ni de vomissements, quelquefois de la diarrhée, plus souvent de la constipation. Cet état chronique est accidenté par des poussées ou recrudescences inflammatoires parfaitement décrites par M. Bernutz, poussées qui donnent lieu à une augmentation de la douleur et de la tumeur iliaques, de la fièvre et des autres symptômes concomitants, et qui laissent à leur suite des phénomènes plus ou moins prononcés d'anémie, et parfois une certaine aptitude aux accidents nerveux ou métrorrhagiques.

Après une durée qui varie de plusieurs semaines à plusieurs mois, suivant la constitution de la malade et les conditions hygiéniques du milieu où elle est soignée, l'affection péritonitique finit par disparaître.

2° Dans un nombre de cas plus restreint, mais qui est susceptible de s'élever beaucoup quand l'état sanitaire est mauvais, la péritonite iliaque, après être restée cinq, six, huit, et même quinze jours circonscrite, peut se généraliser, et la mort en est alors la conséquence presque inévitable.

3° La péritonite iliaque, tout en demeurant circonscrite, peut, de séro-adhésive, devenir purulente ou se montrer purulente d'emblée. Ce cas est fort heureusement le plus rare, mais il n'est pas le moins digne d'intérêt. La formation de la collection purulente est presque toujours précédée de frissons intenses et de longue durée, frissons qui se répètent à chaque impulsion nouvelle que reçoit le développement de la tumeur. Tous les phénomènes qui accompagnent la fièvre de suppuration apparaissent en même temps : teinte blafarde ou jaunâtre de la peau, sueurs la nuit, perte de l'appétit et des forces, constipation ou diarrhée.

Le pus étant enkysté par des fausses membranes, la tumeur présente une rénitence particulière, et à mesure qu'elle se développe, la fluctuation, qui était d'abord obscure, devient de plus en plus distincte.

Dans ces conditions, et malgré le volume de plus en plus considérable de la tumeur, malgré l'aggravation de la fièvre et des symptômes de cachexie, il arrive souvent que la douleur s'apaise et que les malades éprouvent une sorte de soulagement. La collection purulente peut alors s'ouvrir, soit à l'extérieur, soit à l'intérieur.

Delamotte, cité par Marchal, de Calvi (Thèse, 1844, p. 38 et 39), rapporte deux observations de péritonite purulente hypogastrique, ouverte à l'extérieur, l'une spontanément, aux environs de l'ombilic, l'autre au-dessus du pli de l'aine, à l'aide d'une lancette. Les deux malades, qui étaient de jeunes accouchées, guérirent.

Doublet, dans ses *Recherches sur la fièvre puerpérale*, a fait connaître le cas d'une jeune femme accouchée depuis dix à douze jours, et chez laquelle une collection purulente intra-péritonéale vint s'ouvrir d'elle-même dans l'espace compris entre l'ombilic et la crête de l'os des îles.

A l'intérieur, c'est par l'intestin que s'évacuent les collections purulentes dont il s'agit, et ce mode d'évacuation est sans contredit le plus favorable, celui qui est suivi le plus habituellement du retour à la santé. Toutefois, il ne faudrait pas croire que la guérison fût invariablement la règle dans tous ces cas. Il peut arriver et il arrive souvent que le foyer, bien que s'ouvrant sur plusieurs points de l'intestin à la fois, se vide lentement et imparfaitement, et que les malades succombent avec tous les symptômes de la fièvre hectique et de la cachexie purulente : diarrhée colliquative, vomissements, sueurs, amaigrissement progressif, broncho-pneumonie catarrhale, etc.

Toutefois, les auteurs signalent encore d'autres voies par lesquelles la collection purulente peut se faire jour. Tels sont le vagin, l'utérus, la vessie.

Husson et Dance, cités par Marchal, de Calvi (*loco cit.*, p. 54), rapportent l'observation d'une jeune fille de vingt-trois ans, accouchée à l'Hôtel-Dieu le 6 juillet 1819. Frissons répétés durant quelques jours, puis apparition d'un empâtement dans la fosse iliaque gauche. Dépérissement, face pâle, jaunâtre, yeux ternes et caves ; peau sèche et terreuse ; voix faible ; fièvre continue avec redoublement le soir ; puis, dans la fosse iliaque gauche, large tuméfaction fluctuante, suivie au cinquième jour d'une évacuation très-abondante de pus avec les urines, évacuation qui se prolonge pendant une douzaine de jours. La tuméfaction disparaît, ainsi que les douleurs, la fièvre et la diarrhée. Plus tard, un point de fluctuation se montre au niveau de l'arcade crurale. Dupuytren en fait l'ouverture. Une suppuration abondante s'en écoule et fait bientôt place à un liquide séreux. Enfin, la plaie se cicatrise et la malade sort de l'hôpital parfaitement guérie après trois mois de traitement.

M. Mélier (*Journ. gén. de méd.*, 1827) a publié une observation très-intéressante de péritonite iliaque purulente enkystée ouverte dans le vagin.

Il s'agit dans ce cas d'une jeune femme de trente ans qui, au lendemain d'un second accouchement, est prise d'une douleur au côté droit du ventre, avec tension des parois ; son mat, fluctuation obscure, peau chaude, hoquets fréquents, suppression des lochies. Les jours suivants, les accidents locaux et généraux s'aggravent, et malgré un écoulement subit et très-abondant de pus grisâtre et fétide apparu le sixième jour après l'accouchement, la malade continue de s'affaiblir et meurt le vingt-deuxième jour.

A l'autopsie on trouve, dans la fosse iliaque droite, un vaste foyer contenant plusieurs litres de pus fétide, grisâtre et mal lié.

Ce liquide, *inclus dans le péritoine*, était enveloppé de toutes parts par une fausse membrane, déjà assez bien organisée, irrégulièrement épaisse, d'un blanc sale, molle, s'enlevant par lambeaux. Des adhérences nombreuses de circonvolutions intestinales entre elles et avec les parties adjacentes bornaient cette collection purulente. Le foyer se prolongeait jusque dans le petit bassin et communiquait avec le vagin au moyen d'une ouverture large et irrégulière à bords mous, frangés et noirs, occupant la paroi droite du vagin, presque entièrement détruite.

Phlébite de la veine iliaque externe et de la veine crurale. Rien dans les autres organes.

Enfin, Husson et Dance ont fait connaître l'observation citée par Marchal, de Calvi (Thèse de concours, 1844, p. 55), d'une jeune fille accouchée à sept mois et chez laquelle une collection purulente de la fosse iliaque se serait fait jour par une ouverture formée dans les parois du col de l'utérus. Après avoir décrit le foyer contenu dans la fosse iliaque, les auteurs de l'observation s'expriment ainsi : « Le vagin ne présentait aucune perforation ; mais à cinq lignes au-dessus de l'extrémité inférieure du col de la matrice, on voyait une ouverture arrondie et noirâtre de trois lignes de diamètre, dans laquelle il nous a été facile d'insinuer une sonde qui a pénétré jusque dans le foyer purulent. »

M. Bernutz a révoqué en doute ces modes d'évacuation par divers organes autres que la peau et l'intestin. Mais les cas que nous venons de citer, émanés tous d'observateurs distingués, nous paraissent peu contestables. Lisez d'ailleurs les observations 48 et 49 de la thèse de M. Marchal, et vous verrez que, dans l'une, la collection purulente s'ouvrit à la fois dans le rectum et dans la vessie, et que l'autre est un bel exemple de foyer péritonitique puerpéral qui s'est fait jour en même temps par la vessie et par le vagin.

La péritonite iliaque circonscrite peut, chez les femmes en couches, être confondue : 1° avec le phlegmon iliaque proprement dit, c'est-à-dire avec le phlegmon sous-péritonéal ; 2° avec le phlegmon des ligaments larges ; 3° avec l'ovarite.

Déjà nous avons cité le passage du travail de M. Grisolle, dans lequel ce professeur distingué indique la possibilité de confondre le phlegmon iliaque avec la péritonite iliaque.

Un autre auteur, M. Lebâtard (Thèses, Paris, 1838, p. 13), s'est efforcé de préciser les éléments de ce diagnostic différentiel. Voici le passage dans lequel il a tenté d'établir cette distinction :

« Une péritonite partielle et bornée à la fosse iliaque peut, par ses symptômes et ses suites, en imposer pour une tumeur iliaque. Elle se caractérise (la péritonite) par une douleur plus vive à la pression, et souvent accompagnée de tuméfaction, de dureté dans le point malade et d'un appareil fébrile plus intense. Dans la grande majorité des cas, l'épanchement, peu considérable, qui est l'effet ordinaire de l'inflammation, se résorbe avec rapidité; mais dans quelques cas, la portion enflammée du péritoine devient le siége d'une collection de pus circonscrite par des adhérences accidentelles. Ce pus peut se faire jour dans un des organes contigus dont les parois, qui sont aussi celles du foyer, sont peu à peu amincies et détruites dans un point. Il peut alors être rejeté ou par le vomissement ou par l'anus, selon l'étendue du foyer et l'organe qu'il aura corrodé.

« Cette péritonite marche avec une rapidité plus grande que ne le fait ordinairement le phlegmon du tissu cellulaire de la fosse iliaque interne; ses symptômes sont plus incisifs, la douleur plus superficielle et plus vive à la pression, son étendue plus grande, la tuméfaction plus évidente au début de la maladie, et d'après l'examen des causes on peut, dans la grande majorité des cas, distinguer la tumeur iliaque d'une péritonite partielle à laquelle elle peut succéder ou dont elle peut être la cause. »

Je n'ai rien à ajouter à cet exposé des caractères différentiels de la péritonite iliaque comparée au phlegmon iliaque, sinon qu'il résume, ou à peu de chose près, tout ce que nous avons dit des traits distinctifs de cette variété de péritonite et qu'il peut servir de guide pour éviter toute erreur.

Le diagnostic de la péritonite iliaque d'avec le phlegmon des ligaments larges présente toujours des difficultés sérieuses ; mais on parviendra à les résoudre en ayant égard aux particularités suivantes : dans le phlegmon des ligaments larges, la tumeur est transversalement située, fait corps avec l'utérus, siége à une certaine profondeur, surtout au début, et ne se rapproche de la surface cutanée qu'au fur et à mesure qu'elle se développe. Dans la péritonite iliaque, la tumeur est tout d'abord plus superficielle que profonde, plus large, plus diffuse, indépendante de l'utérus, et offre une direction souvent très-différente de celle du ligament large. Dans le phlegmon des ligaments larges, la douleur est moins aiguë, plus limitée, les phénomènes de réaction moins accusés et la marche moins rapide que dans la péritonite iliaque.

Les mêmes éléments de diagnostic serviront à différencier l'ovarite de la péritonite iliaque, avec cette nuance, que la tumeur dans l'ovarite est encore plus circonscrite, plus facilement limitable que dans le phlegmon des ligaments larges. Ajoutons pour l'ovarite, comme pour le phlegmon des ligaments larges, que le toucher vaginal permettra souvent d'arriver sur les parties engorgées ; ce qui n'a presque jamais lieu, du moins dans le principe, pour la péritonite iliaque. Le même mode d'exploration fera constater au début que, dans cette dernière affection, la matrice est moins souvent fixée dans sa position ou déviée que dans les maladies des annexes.

Faisons remarquer que si ces caractères diagnostiques se confondent souvent dans la pratique, cela tient à ce que le phlegmon des ligaments larges et l'ovarite deviennent fréquemment le point de départ d'une péritonite circonscrite, laquelle finit par obscurcir les signes qui dans l'origine étaient parfaitement distincts.

C'est à l'examen cadavérique qu'il appartenait de porter la lumière dans la question que nous étudions. C'est, en effet, grâce à ce mode d'investigation, que nous avons réussi, d'abord à reconnaître les nombreuses erreurs que nous avions commises en prenant pour base unique de notre appréciation les phénomènes observés pendant la vie, puis à débrouiller ce chaos des diverses tumeurs qui peuvent naître et se développer dans la fosse iliaque.

Nous avons, en effet, plusieurs fois reconnu, à l'autopsie des femmes en couches qui nous avaient paru atteintes d'un phlegmon iliaque, qu'il s'agissait d'une péritonite circonscrite et caractérisée le plus habituellement par la soudure de plusieurs portions d'intestin entre elles à l'aide d'un liquide glutineux. Les adhérences étaient plus ou moins solides, leur organisation plus ou moins avancée ; elles avaient lieu non-seulement d'une portion d'intestin à l'autre, de manière à constituer un paquet plus ou moins volumineux, mais de cette masse aux parties voisines, telles que la paroi abdominale antérieure, le muscle iliaque, l'utérus, etc.

L'inflammation péritonéale, au lieu d'être séro-adhésive, était-elle purulente ? On voyait, en détachant les diverses anses intestinales de leurs soudures respectives, la matière purulente ou séro-purulente s'écouler çà et là des espaces interintestinaux dans lesquels elle était comme emprisonnée.

Dans une dernière forme de cette péritonite, le pus était collecté et solidement enkysté, tantôt entre la masse intestinale, qui lui servait comme de plancher, et la paroi antérieure de l'abdomen, tantôt entre plusieurs organes à la fois, tels qu'une portion quelconque d'intestin, le muscle iliaque, l'utérus ou ses annexes, la paroi abdominale antérieure, etc. Les diverses observations que nous avons rapportées offrent plusieurs exemples de cette forme enkystée de la péritonite iliaque purulente.

Parmi les causes de la péritonite iliaque chez les femmes en couches, il faut signaler au premier rang le génie épidémique. Il est, en effet, très-curieux de voir à certaines époques, et particulièrement quand les grandes épidémies puerpérales ont disparu ou tendent à disparaître, de voir, disons-nous, les formes bénignes de la péritonite succéder aux formes graves de cette maladie et les affections locales aux affections *totius substantiæ*. Le nombre des malades ne diminue pas toujours pour cela ; mais ce qui diminue sensiblement, c'est la gravité des cas et la mortalité.

Une autre cause non moins avérée, c'est le voisinage de l'utérus et de ses annexes. Après l'accouchement, ces organes, plus ou moins meurtris, tiraillés, lacérés, deviennent le siége d'un travail de réparation qui se complique aisément d'un processus inflammatoire. Or, il est aisé de concevoir que la portion de péritoine qui recouvre ces organes ait sa part de cet état morbide, qu'il s'enflamme, lui aussi, et qu'il soit ultérieurement le théâtre des diverses lésions anatomiques que nous avons décrites.

Il ne faudrait pas cependant s'exagérer la portée et l'influence de cette cause pathogénique. Si elle était aussi puissante qu'on est porté à le croire, il n'y aurait pas de raison pour que les péritonites iliaques ou intra-pelviennes, qui sont si souvent simultanées, ne fussent pas aussi communes dans la pratique civile que dans la pratique hospitalière. Or, l'expérience de tous les médecins est là pour établir les différences énormes que présentent ces variétés de péritonite au point de vue de la fréquence dans l'un comme dans l'autre cas.

Le traitement de la péritonite iliaque doit être conduit avec une certaine vigueur pour donner des résultats satisfaisants. Dès qu'apparaissent les premières douleurs dans la région hypogastrique ou iliaque, il faut avoir recours aux saignées locales. Je préfère généralement les applications de ventouses scarifiées, qui ont le double avantage d'être expéditives et de n'extraire que la quantité de sang voulue, aux sangsues, dont l'application est toujours lente, expose à des refroidissements et fournit tantôt plus, tantôt moins de sang qu'on ne l'aurait désiré. Dans la péritonite iliaque, je n'ai presque jamais vu l'application des ventouses scarifiées n'être pas suivie de l'apaisement des douleurs, d'une diminution dans la tuméfaction de la partie, de l'amoindrissement de la fièvre ;

en un mot, d'une sédation et d'un bien-être que les malades ne manquent jamais de faire remarquer.

Toutefois, l'expérience m'a démontré qu'il ne fallait pas s'endormir sur ce succès initial. Il est rare, surtout dans les établissements hospitaliers, que les accidents ne reparaissent pas le lendemain ou l'un des jours suivants. S'il y a de la fièvre, de l'inappétence, du malaise, il ne faut pas hésiter à recourir à une nouvelle application de ventouses scarifiées. Mais en général, quoi qu'il arrive plus tard, il ne faut pas (et je ne parle ici que des femmes en couches) pousser plus loin les évacuations sanguines. On ne doit pas oublier que la nouvelle accouchée, en raison des pertes de sang qu'elle a éprouvées au moment de l'accouchement, de la diète relative à laquelle elle a été condamnée, de l'épuisement qui résulte pour elle de l'existence de plusieurs sécrétions physiologiques, telles que les lochies, le lait, les sueurs, etc., est déjà anémique ou quasi-anémique, et qu'il faut éviter d'ajouter une cause nouvelle à toutes ces causes d'appauvrissement de l'organisme.

Quand les ventouses scarifiées ne peuvent plus être employées, c'est aux vésicatoires qu'il faut s'adresser pour combattre la péritonite iliaque. Eux aussi ont alors une efficacité bien démontrée, et je ne saurais trop en recommander l'emploi. Ils doivent être prescrits d'une dimension égale aux limites supposées de la péritonite, saupoudrés de camphre pour écarter l'éventualité d'une cystite cantharidienne et laissés assez longtemps pour produire une ampoule volumineuse. Aussitôt sec, le premier vésicatoire est remplacé par un second, celui-ci par un troisième, jusqu'à ce qu'on ait obtenu, sinon la guérison radicale, du moins une amélioration soutenue et progressive de l'état des parties malades.

Lorsque l'affection péritonitique résiste à l'emploi de ces moyens, j'ai l'habitude de recourir aux pommades dites résolutives : mercurielle, iodurée, etc., en ayant soin de seconder leur action par les topiques émollients.

Un moyen auxiliaire d'une importance capitale, c'est l'observation rigoureuse du repos au lit. Faute de se conformer à ce précepte bien simple, il arrive trop souvent que des frottements intempestifs ont lieu entre les surfaces malades, que des adhérences en voie d'organisation se rompent, que des collections séreuses et purulentes, jusque-là closes de toutes parts, se frayent une issue dans la cavité générale du péritoine ; d'où résultent, ou bien l'aggravation des accidents locaux, ou une généralisation de la péritonite.

Quand la péritonite purulente tend à se faire jour à l'extérieur, je n'hésite pas à pratiquer l'ouverture du foyer à l'aide du trocart, et même de l'instrument tranchant, quand il m'est bien démontré qu'il s'agit d'une collection intra-péritonéale bien circonscrite et enkystée ; quand le siége et les limites de la matité correspondante à la tumeur ne se déplacent pas, quelles que soient les attitudes données au tronc ; quand la saillie formée par cette tumeur donne à son centre le sentiment de la fluctuation, à son périmètre celui de la dureté et de la rénitence ; enfin, quand la collection tout entière fait corps avec la paroi antérieure de l'abdomen et ne présente aucune mobilité.

En tenant compte de ces conditions, on ne s'exposera à aucun des accidents qui pourraient résulter de l'ouverture de la cavité péritonéale. On n'aura pas à redouter l'issue des intestins, puisque la collection est enkystée ; on ne craindra pas davantage les effets de la pénétration de l'air dans le péritoine, puisque la collection n'a aucune communication avec l'intérieur de cette séreuse.

IV. — DE LA PÉRITONITE INTRA-PELVIENNE (PELVI-PÉRITONITE DE MM. BERNUTZ ET GOUPIL ; PÉRIMÉTRITE DE M. SIREDEY).

Sans parler des livres hippocratiques qui mentionnent sans les spécifier *les tumeurs* qui surviennent *à la suite des couches,* on peut dire que la connaissance de la péritonite pelvienne remonte à une époque assez reculée.

Jacques Guillemeau, dans son traité *De la grossesse et accouchement des femmes,* etc. (Paris, 1643, p. 482), traité dont la première édition fut publiée en 1602, sous ce titre : *L'heureux accouchement,* a écrit sur l'inflammation de la matrice un chapitre dans lequel il s'exprime ainsi : « Si l'inflammation est universelle, comme il arrive le plus souvent (combien que l'une des parties puisse être plus enflammée que l'autre pour avoir été plus offensée), lors la malade sent et se plaint d'une chaleur et ardeur universellement ; si c'est en une partie, comme en la supérieure et fond d'icelle, *la chaleur se sent plus vers le nombril ;* si c'est à côté, *l'un des flancs est plus chaleureux ;* si c'est vers la partie antérieure, *il y a souvent suppression d'urine ;* et si c'est en la postérieure, *les gros excréments sont retenus et se rendent difficilement et avec douleur ;* si c'est au col, on l'aperçoit facilement en mettant le doigt dedans, comme aussi son corps est du tout enflammé ; car vous ressentez une extrême chaleur et ardeur, comme si vous aviez votre doigt dedans de l'eau chaude... La suppuration étant faite, si la tumeur où est contenue la boue est apparente, comme si elle est au col ou conduit de la matrice, dit *vagina*, elle sera ouverte avec un instrument commode, sans attendre une trop grande putréfaction, à laquelle le lieu étant chaud et humide est sujet. »

Ainsi, dans ce passage si remarquable pour l'époque à laquelle il a été écrit, Guillemeau indique comme conséquences possibles de la métrite puerpérale (je traduis en langage moderne) : 1° la péritonite abdominale antérieure; 2° la péritonite iliaque; 3° la péritonite anté-utérine et rétro-utérine; 4° enfin, il conseille la ponction vaginale, dans le cas où la collection ferait saillie au voisinage du col utérin. — Il n'est pas inutile de faire remarquer que Guillemeau était élève d'Ambroise Paré.

Delamotte, dans son *Traité d'Accouchement*, cite deux faits de péritonite intrà-pelvienne, avec ouverture, artificielle en l'un de ces cas, spontanée en l'autre, de la collection purulente dans la région hypogastrique. Voici ces deux faits en raccourci :

Femme d'un journalier de la paroisse de Négreville. Accouchement long et fâcheux. Puis, douleurs aiguës dans la région hypogastrique, avec dureté et tension du ventre. Envies continuelles d'uriner; grande oppression; vomissements fréquents. Amélioration à la suite d'un traitement actif. Mais la région hypogastrique reste dure, tendue, douloureuse, avec quelque rougeur. Battements et élancements dans cette partie au bout de quelques jours. Ponction avec une lancette dans la portion la plus déclive au voisinage de l'aine gauche. Évacuation d'une grande quantité de pus. Guérison.

Autre fait. — Femme de Préval, du Teil. Accouchement gémellaire. Violente commotion morale au cinquième jour. La malade s'était levée pour secourir son mari poursuivi par des malfaiteurs. Frisson consécutif; suppression des lochies; douleurs violentes dans tout le ventre, qui s'apaisent sous l'influence de saignées répétées. Mais au bout de quarante jours, ouverture spontanée, dans la région hypogastrique, à quatre doigts au-dessous et à côté du nombril, d'une vaste collection de pus. Il y avait plus d'un seau de liquide. Guérison.

Sous le titre suivant : *Fièvre puerpérale suivie d'un épanchement dans l'abdomen et d'un dépôt énorme*, Pujol (*Journ. de Méd.*, 1780) a rapporté l'histoire d'une primipare, qui, à la suite d'un accouchement long et laborieux (le travail dura cinq jours), fut atteinte d'une péritonite purulente intrà-pelvienne, laquelle ayant donné lieu à des signes de fluctuation vers le bas-ventre, fut traitée d'abord par la ponction le treizième jour, et le vingt-deuxième, par une incision au niveau de l'ombilic. Malgré ces ouvertures artificielles, il s'en fit une spontanée quatre jours après l'incision du nombril. La collection finit par s'évacuer complétement, et la malade guérit.

Doulcet, dans le *Journal de Médecine*, t. XLIII; Doublet, dans ses *Recherches sur la fièvre puerpérale* et dans les *Annales chirurgicales* (t. II, p. 288); Boyer, dans son *Traité des maladies chirurgicales ;* Husson et Dance dans le *Répertoire d'anatomie* de Breschet, et Mme Boivin, dans ses *Recherches sur une des causes les plus fréquentes et les moins connues de l'avortement* (Paris, 1828, obs. I, p. 3, et obs. III, p. 13), ont rapporté des faits analogues.

Mais c'est surtout grâce au chapitre que M. Andral consacra, dans sa *Clinique médicale*, à l'*inflammation partielle du péritoine de l'excavation du bassin*, qu'une vive lumière fut projetée sur l'histoire de la péritonite intrà-pelvienne.

Les deux observations suivantes, empruntées à la *Clinique* de l'éminent professeur, nous fournissent, la première, un exemple de péritonite rétrò-utérine ; la deuxième, un exemple de péritonite purulente circum-utérine. Je ne donnerai de ces faits qu'un résumé succinct.

Obs. I.—A la suite d'un premier accouchement, une jeune femme est atteinte d'une douleur siégeant à l'hypogastre, derrière le pubis, douleur intermittente à la manière d'une névralgie, lancinante, vive, se propageant comme par irradiation vers le col utérin, en haut vers les parois abdominales, en arrière dans la région lombaire. Au bout d'un mois, la douleur devient continue, mais moins intense. L'hypogastre est sensible à la pression, le reste du ventre souple et indolent. Amaigrissement notable, fièvre continue, sueurs fréquentes, diarrhée. L'abdomen en totalité devient étendu et douloureux : affaiblissement rapide ; mort. A l'autopsie, sérosité trouble avec mélange de flocons fibrineux amorphes dans le péritoine. Injection vive de la plus grande partie du gros intestin et de la fin de l'intestin grêle. Tumeur du volume d'une petite orange, située profondément dans l'excavation du petit bassin, et disposée de manière que sa moitié droite est interposée entre le corps de l'utérus et le rectum, tandis que sa moitié gauche, cachée en avant par le ligament large, dépasse latéralement ces deux organes. Cette tumeur contient une cavité séparée en plusieurs loges incomplètes, dans chacune desquelles existe un liquide purulent. Ses parois sont constituées par des fausses membranes superposées. L'utérus, les ovaires, le rectum et la vessie ne présentent aucune altération appréciable.

Obs. II. — Accouchement extrêmement laborieux. Dans une première période, douleurs sourdes à l'hypogastre, fièvre continue avec sueurs nocturnes abondantes; dépérissement rapide. Deuxième période marquée par la prostration, l'altération subite des traits, demi-délire et diarrhée abondante. Mort très-prompte. A l'autopsie, engorgement et ramollissement très-marqué du tissu utérin ; autour de l'utérus, plusieurs collections purulentes renfermées dans des loges dont plusieurs sont constituées par des fausses membranes entre-croisées en sens différents ; sérosité légèrement trouble épanchée dans le reste du péritoine ; injection vive à la fin de l'iléon, au cœcum et au commencement du côlon ; phlébite des veines du bassin ; abcès métastatiques dans le poumon droit, le foie et le cerveau.

Dans son intéressant travail sur *les tumeurs fluctuantes du petit bassin* (*Revue Méd.*, 1841), M. Th. Bourdon a fait connaître des cas de péritonite puerpérale intrà-pelvienne, parmi lesquels nous signalerons spécialement l'observation suivante, dont voici le résumé très-sommaire : Le cinquième jour de l'accouchement, péritonite partielle. Tumeur hypogastrique. Le dix-neuvième jour à dater du début des accidents, péritonite généralisée. Autopsie. Collection purulente interposée à la vessie et à l'utérus. Perforation située à la partie antérieure de cette collection. Adhérences récentes du péritoine abdominal proprement dit.

Nous ne pouvons également qu'indiquer les traits principaux d'une observation de M. Cossy, empruntée aux *Mémoires* de la Société médicale d'observation (1842, t. III, p. 73) : Avortement à deux mois et demi de grossesse. Péritonite pelvienne. Mort trois mois après la fausse couche. Collection purulente intrà-péritonéale occupant la moitié gauche du bassin, ouverte d'une part dans l'intestin grêle à six pieds du cœcum, et d'autre part dans l's iliaque. Kyste séreux ancien de l'ovaire droit.

Jusqu'alors on avait trop souvent confondu la péronite circum-utérine avec les phlegmons circum-utérins. MM. Bernutz et Goupil, en publiant, en 1857, dans les *Archives de Médecine*, leurs recherches sur les phlegmons péri-utérins, puis, dans leur *Clinique médicale*, un article très-étendu sur la pelvi-péritonite, démontrèrent anatomiquement que la presque totalité des prétendus phlegmons péri-utérins n'étaient autre chose que des péritonites pelviennes. Ce point est désormais acquis à la science. Il a été pleinement confirmé par les observations ultérieures.

Lisez les leçons cliniques d'Aran sur les maladies de l'utérus et de ses annexes (1858, obs. XVI, p. 603) ; l'intéressante observation consignée dans la thèse de M. Second-Féréol (Paris, 1859) ; les faits rapportés par M. Siredey, dans sa thèse sur la *péri-métrite* (Paris, 1860) ; la collection d'observations publiées par M. Béhier, dans sa *Clinique médicale* (art. *Maladies des femmes en couches*), et vous acquerrez la conviction que la proposition émise par MM. Bernutz et Goupil est aujourd'hui à l'abri de toute contestation.

Au point de vue anatomo-pathologique, la péritonite circumutérine peut, comme la péritonite iliaque, se présenter sous des rapports variés : forme séro-adhésive, forme purulente, et, dans ce dernier cas, la collection liquide est tantôt diffuse et tantôt enkystée.

Lorsque la péritonite est simplement séro-adhésive, il y a agglutination possible des divers organes pelviens entre eux. L'adhérence peut s'établir de l'utérus au rectum, de l'utérus à la vessie, de l'utérus à l'un des annexes, à la trompe, à l'ovaire, à un point quelconque du ligament large, à l's iliaque du colon, à quelques anses de l'intestin grêle, etc. Une disposition assez fréquente, signalée par M. Siredey dans sa *Dissertation inaugurale* (Paris, 1860, p. 33), est la suivante : L's iliaque adhère avec le bord supérieur de l'utérus et à un niveau assez élevé. On voit alors cette partie de l'intestin plonger dans la cavité du bassin en décrivant une courbe, et des fausses membranes organisées de toutes parts la maintenir solidement fixée dans cette position, de manière qu'en raison de ces nouveaux rapports, une collection purulente intràpéritonéale, un kyste de la trompe, un abcès de l'ovaire peuvent, par un travail ulcératif, s'ouvrir dans l'intestin.

Dans un degré plus avancé de l'inflammation péritonéale, l'épanchement, au lieu d'être formé par quelques cuillerées de sérosité limpide, jaunâtre ou rougeâtre, est constitué par un liquide trouble, blanchâtre, séro-purulent, avec ou sans mélange de flocons fibrineux, ou bien enfin franchement purulent. Dans ce dernier cas, le pus s'accumule dans un point du bassin, habituellement à la partie déclive. Mais, dans certains cas, il est étalé en nappe, soit entre la vessie et l'utérus, soit entre l'utérus et le rectum, soit à la surface des ligaments larges, sous la forme d'une couche épaisse, jaune, concrète; ou bien il s'enkyste, emprisonné de toutes parts à l'aide de fausses membranes solidement organisées, de manière à former un sac purulent dont le volume peut varier depuis celui d'une noisette jusqu'à celui d'une tête de fœtus.

En examinant avec soin le péritoine qui tapisse les divers organes intrà-pelviens, il est rare qu'on ne le trouve pas sur un ou plusieurs points, rouge, plus ou moins épaissi, tapissé par des fausses membranes, d'épaisseur et de consistance variables. Ces

fausses membranes nous apparaissent tantôt sous la forme de filaments ténus, de brides minces, que le doigt rompt avec une extrême facilité, tantôt sous la forme de tractus volumineux, consis-
tants et établissant d'intimes adhérences entre les organes contenus
dans le petit bassin et spécialement entre l'utérus et les viscères
circonvoisins, tels que le rectum, la vessie, l's iliaque, les ovaires,
les trompes, etc. Le siége de prédilection des productions pseudo-
membraneuses est le cul-de-sac utéro-rectal ; c'est là qu'elles s'organisent de manière à créer entre les ligaments de Douglas et la
face postérieure de l'utérus des kystes purulents comme ceux dont
nous avons cité plusieurs exemples.

Je trouve dans la *Clinique médicale* de M. Béhier (obs. XXXIX,
p. 692), un cas bien curieux de péritonite enkystée rétro-utérine.
Il s'agit d'une vaste poche bien circonscrite, tapissée de fausses
membranes imbibées de pus et de matières fécales très-liquides. A
la partie supérieure de cette poche existait une ouverture, du diamètre d'une pièce d'un franc, conduisant dans l'intestin grêle.

Le même auteur a cité une disposition particulière très-remar-
quable des fausses membranes dans le cul-de-sac recto-vaginal
(obs. IV *bis*, p. 615). De chaque paroi de ce cul-de-sac se détachaient
des filaments pseudo-membraneux, dentelés sur leurs bords et flot-
tant par leurs extrémités libres dans la sérosité rougeâtre qui
remplissait cette cavité. On eût dit la surface d'un péricarde recouvert de fausses membranes à aspect villeux, comme le deuxième
estomac des ruminants.

Quelquefois on n'observe pour toute lésion péritonéale qu'une
sorte de paquet pseudo-membraneux de la largeur d'une pièce de
cinq francs, situé sur un point de la surface de l'utérus, ordinairement la postérieure, point auquel adhère plus ou moins fortement l'ovaire ou le pavillon de la trompe du même côté.

Si l'on voulait avoir une idée plus ample des dispositions nombreuses et très-variées que peuvent affecter les pseudo-membranes
qui s'organisent dans le péritoine intra-pelvien, on pourrait con-
sulter avec fruit les observations consignées dans la Clinique de
MM. Bernutz et Goupil. Signalons notamment parmi les conséquences de ces organisations pseudo-membraneuses, non-seulement la soudure des organes pelviens entre eux, mais leur entraînement vers l'un ou l'autre des côtés du bassin, entraînement
irrésistible et qu'il devient impossible de vaincre pendant la vie.
Le rectum, l's iliaque, peuvent être étranglés par des brides dont
la présence détermine un rétrécissement plus ou moins marqué de

ces organes, d'où résultent la constipation, l'impossibilité de faire pénétrer des lavements et même en certains cas des sondes rectales. L'uretère a parfois subi des étranglements analogues, d'où l'impossibilité pour l'urine de s'écouler, son accumulation au-dessus de l'obstacle, et consécutivement la destruction du tissu rénal par une hydronéphrose mécanique (Obs. VIII, de M. Sirédey, thèse, Paris, 1860, p. 114). La vessie elle-même éprouve, dans quelques cas, par suite d'adhérences vicieuses, des changements de rapports nuisibles à ses fonctions.

Coïncidemment aux altérations anatomiques que nous venons de décrire, on peut rencontrer les lésions de la péritonite généralisée; de la métrite, la phlébite utérine, l'inflammation simple, hypertrophique ou suppurative des ligaments larges, des trompes, des ovaires, la phlébite des veines du bassin, des abcès de la fosse iliaque, des suppurations symphysaires, la cystite purulente, la néphrite aiguë ou albumineuse, la dégénérescence graisseuse du foie, l'entérite simple ou ulcéreuse ; du côté de la poitrine, la pleurésie simple ou purulente, la pneumonie hypostatique, la bronchite pseudo-membraneuse, et, du côté du cerveau, les lésions de la méningite, de l'hémorrhagie cérébrale, la phlébite des sinus. Il n'entre pas dans notre plan de décrire des altérations si diverses; mais il importait d'en signaler la concomitance possible. Ajoutons que, parmi ces lésions, les plus fréquentes sont les lésions abdominales, et avant tout les lésions pelviennes.

L'ensemble des phénomènes généraux par lesquels se manifeste la péritonite pelvienne ne diffère pas de l'appareil symptomatique propre à la péritonite généralisée, mais il y a cette différence fondamentale que ce sont les symptômes généraux de la péritonite amoindris, et qu'un certain nombre d'entre eux, si ce n'est la plupart, peuvent manquer. C'est ainsi qu'on observe au début des frissons, des nausées, des vomissements. Mais le frisson, qui est si intense et si rarement absent dans la péritonite généralisée, échappe souvent à l'observateur dans la péritonite intra-pelvienne, soit qu'en réalité il n'ait pas eu lieu, soit qu'il ait été assez faible pour passer inaperçu. L'expérience nous a appris, à la Maternité, que tout sentiment de froid doit compter comme frisson.

Les nausées et les vomissements ne sont pas des phénomènes plus constants.

La fièvre qui succède à ces phénomènes initiaux peut être assez vive au début ; mais ses allures sont généralement modérées; l'accélération du pouls et de la peau sont de médiocre intensité.

Avec la fièvre apparaît la douleur, le phénomène le plus saillant de la péritonite intrà-pelvienne, douleur dont le foyer est dans un point quelconque de la région hypogastrique, mais qui s'irradie facilement à toute la région abdominale antérieure, aux lombes, aux fesses, à la partie antérieure des cuisses, et qui s'exaspère : 1° par la pression du ventre à l'extérieur; 2° par l'exploration vaginale et les moindres mouvements imprimés à l'utérus; 3° par les grandes inspirations, les secousses de la toux et les moindres mouvements des membres inférieurs.

Il y a en même temps altération des traits, inappétence, constipation. Quelquefois même les symptômes généraux de la péritonite pelvienne sont ceux d'une fièvre grave : facies anxieux, stupeur, prostration, soif intense, sécheresse de la langue, diarrhée, agitation, délire.

Le plus habituellement il ne reste au bout de quelques jours de tout cet appareil symptomatique qu'un peu de fièvre et d'inappétence, phénomènes qui persisteront jusqu'à l'époque du rétablissement, à moins qu'il ne se produise, comme il arrive trop souvent, une recrudescence ou une aggravation des accidents locaux ; auquel cas tous les symptômes généraux du début peuvent reparaître avec une plus ou moins grande intensité.

Quoi qu'il en soit, on voit bientôt avec la fièvre et la douleur survenir dans la région hypogastrique, et toujours dans le point le plus sensible à la pression, un empâtement ou une tuméfaction.

Dans le principe, cette tuméfaction étant profondément située, est malaisément appréciée par le palper abdominal. Elle paraît diffuse, mal délimitée. Ce n'est que plus tard, quand la tumeur a fait des progrès sensibles, quand elle a envahi une des fosses iliaques ou les deux à la fois, que l'on réussit par les pressions extérieures à déterminer ses limites, son volume, sa consistance.

Mais si ce mode d'exploration ne nous donne pas tout d'abord des résultats satisfaisants, il n'en est pas de même de deux autres procédés d'investigation : le toucher vaginal et le toucher rectal.

Par l'exploration vaginale, nous constatons que la température du vagin est augmentée, que cette cavité est baignée par une sécrétion lochiale plus ou moins abondante, que le col utérin est chaud, douloureux, largement ouvert, ses deux lèvres gonflées, volumineuses, quelquefois lisses, plus souvent irrégulières, mamelonnées et comme dentelées par les déchirures consécutives au travail de l'accouchement; que l'utérus est plus ou moins dévié de sa position normale, dans certains cas infléchi et comme tendu sur lui-même, libre ou fixe dans la situation qu'il occupe, mais ordinairement fixe; que son volume n'a pas diminué en proportion de l'intervalle écoulé depuis le moment de la parturition ; qu'il est douloureux à la pression ou lorsqu'on tente de le déplacer ; enfin que l'un ou plusieurs des culs-de-sac vaginaux ne possèdent plus leur souplesse ou leurs dimensions accoutumées.

Lorsque l'inflammation péritonéale porte sur tous les culs-de-sac à la fois, ceux-ci se trouvent refoulés en avant dans la cavité vaginale et presque effacés. Le col, qui ne peut plus être distingué que par son orifice, est pour ainsi dire perdu au milieu de la masse indurée qui fait saillie dans le vagin. Il est entouré de toutes parts par une sorte de bourrelet au fond duquel il faut que le doigt pénètre pour sentir et reconnaître l'orifice utérin.

Le plus ordinairement il n'en est pas ainsi. La tumeur n'existant que d'un côté de l'utérus, le cul-de-sac vaginal correspondant est occupé par une masse dure, rénitente, tandis que le cul-de-sac vaginal opposé est libre, et alors on sent de ce côté le col avec sa longueur et sa résistance ordinaires.

Il ne faudrait pas croire, principalement au début, que le doigt porté dans le cul-de-sac vaginal malade ait la sensation nette et précise d'une tumeur. Ce que l'on perçoit, c'est beaucoup moins une tumeur qu'un empâtement ou une rénitence profonde.

Quoi qu'il en soit, la tuméfaction vaginale peut : 1° être séparée de l'utérus par un sillon, ainsi que l'a observé M. Bernutz (*Clin. des mal. des femmes*, obs. XVI, p. 167); 2° se confondre et, en quelque sorte, faire corps avec l'utérus; 3° en être séparée, mais dépendante au moyen de brides adhérentielles.

Lorsqu'il existe une ligne de démarcation tranchée entre l'utérus et la tumeur vaginale, on sent quelquefois au-dessus du sillon séparateur le globe utérin reconnaissable à sa consistance, à sa mobilité, et, dans quelques cas, à son indolence.

Dans le cas de péritonite rétro-utérine, c'est en arrière du col, c'est-à-dire dans le cul-de-sac vaginal postérieur, qu'on sent la tuméfaction, en même temps que l'on trouve le col utérin repoussé en avant et que le rectum paraît, si la tumeur est volumineuse, comme divisé en deux ou converti en une sorte de gouttière demi-cylindroïde ou aplatie. (Bernutz, *loc. cit.*, p. 176.)

La péritonite est-elle anté-utérine, la tumeur, repoussant la muqueuse vaginale, forme en avant du col une sorte de bourrelet derrière lequel on sent l'orifice utérin. Dans ce cas, l'utérus éprouve un mouvement de bascule par suite duquel le col se porte en arrière contre le rectum et le corps en avant du côté de la vessie, à moins que la tumeur, également volumineuse au niveau du fond et au niveau du col de l'utérus, ne refoule l'utérus tout d'une pièce vers le rectum.

Supposez maintenant une tumeur péritonéale latéro-utérine, la matrice subira un mouvement de latéro-version, lequel variera suivant que la tumeur pressera sur le col ou sur le corps ou sur les deux parties à la fois. Hâtons-nous d'ajouter que la péritonite latéro-utérine pure est très-rare. Presque toujours elle se combine avec la péritonite anté-utérine ou avec la péritonite rétro-utérine, mais le plus souvent avec cette dernière, qui est de beaucoup la plus commune des trois.

Faisons encore remarquer que les déviations utérines sont beaucoup moins communes, et, lorsqu'elles existent, beaucoup moins accusées au début de la péritonite intra-pelvienne qu'elles ne le seront par la suite en raison : 1° des progrès de la tumeur ; 2° de la formation des brides pseudo-membraneuses qui, en s'organisant, entraînent des déplacements de plus en plus prononcés de l'organe.

Le toucher rectal complète les révélations fournies par les modes d'exploration précédents. Il nous permet de sentir jusqu'à une hauteur beaucoup plus grande qu'on ne pouvait le faire par le vagin la face postérieure de l'utérus et d'apprécier le volume, la consistance et le degré de sensibilité de cet organe. Il nous éclaire sur l'étendue, la forme, la dureté ou la mollesse de la tuméfaction anormale. Il nous offre la facilité d'explorer l'état des annexes, des ligaments larges, des ovaires. Si, dans un grand nombre de cas, le doigt introduit dans le rectum ne perçoit plus, à partir du moment où il s'éloigne du bord de l'utérus pour se rapprocher des annexes, qu'une masse indurée, douloureuse, remplissant le petit bassin et adhérent à ses parois, d'autres fois aussi on peut, suivant Aran, distinguer le ligament large et l'ovaire aux irrégularités ou aux ondulations que présentent ces organes. Cette exploration est plus facile qu'on ne pourrait le croire, si l'on se rappelle que le ligament large et l'ovaire sont entraînés par leur altération et conséquemment par l'augmentation de leur poids vers le plancher du bassin, ainsi que l'a fait remarquer M. Siredey (thèse citée, p. 44).

Enfin, on peut quelquefois saisir la tumeur péritonéale entre le doigt placé dans le rectum et la main appliquée sur la paroi abdominale, imprimer des mouvements à cette tumeur et même percevoir des battements vasculaires exagérés qu'on a attribués, en pareil cas, aux artères des ligaments larges. Il est bien entendu qu'on peut constater ces derniers phénomènes à l'aide du doigt introduit dans le vagin.

Quant à l'exploration à l'aide du spéculum utérin, elle est trop douloureuse chez les femmes récemment accouchées pour qu'on ait recours à ce mode d'investigation. Ce n'est qu'à une époque déjà un peu éloignée de l'accouchement, dix à quinze jours par exemple, qu'on peut s'éclairer des renseignements fournis par l'usage de cet instrument. Voici alors ce qu'il nous apprend :

Le col, plus ou moins ouvert, volumineux, d'un rouge foncé ou livide, parfois exulcéré, laisse échapper un liquide tantôt muqueux, épais, transparent, tantôt mucoso-purulent et blanchâtre. La surface du vagin, surtout dans les culs-de-sac et au voisinage du col, apparaît rouge, granulée, saignante au contact de l'instrument, dépouillée de son épithélium et baignée par un mucus ou un muco-pus qui semble provenir, au moins en partie, d'une sécrétion de la muqueuse de cette cavité. D'autres fois, le col est déjà fermé et revenu, ainsi que le vagin, à son état normal. Je ne mentionne que pour mémoire les déchirures dont la vulve peut être le siége et qui constituent rarement une complication sérieuse.

Tous les symptômes de la péritonite intra-pelvienne cèdent parfois avec une rapidité merveilleuse à un traitement bien dirigé. D'autres fois, c'est sans cause appréciable que la maladie marche à grands pas vers la guérison. On dirait alors qu'un bon vent a passé sur l'accouchée, tant la transformation est quelquefois grande d'un jour à l'autre. Ce n'est pas là malheureusement le cas le plus ordinaire.

Dans la grande majorité des cas, c'est au bout de quelques semaines que la guérison a lieu. Les progrès sont lents; la fièvre persiste, quoique modérée, avec redoublement vers le soir; l'appétit est faible et capricieux, la langue blanche ou saburrale; la constipation est la règle, mais en temps d'épidémie elle est facilement remplacée par de la diarrhée. La face est pâle, les yeux excavés, les traits légèrement altérés. Quelle différence, toutefois, entre ce facies et celui de la péritonite généralisée !

Il suffit, dans cette situation, d'une cause peu grave pour donner lieu à une aggravation soudaine des accidents locaux et généraux. Cependant, quoique incontestables, les recrudescences ne m'ont pas paru, du moins sur le théâtre où j'ai observé, aussi fréquentes qu'à M. Bernutz. Je les ai remarquées maintes fois, mais elles sont loin d'être constantes.

En suivant jour par jour la progression décroissante de la tumeur, on s'aperçoit que l'hypogastre perd sa sensibilité en diminuant de volume, que l'utérus se rétracte, que l'espèce de gangue inflammatoire qui l'entoure tend à se fondre et que ses abords se dégagent. L'exploration vaginale confirme ces premières données en permettant de reconnaître que les culs-de-sac se reforment, qu'un certain degré de souplesse fait place à la rénitence et à l'empâtement dont ils étaient le siége, que la tumeur circum-utérine se réduit à un noyau de plus en plus limité, et dans quelques cas se fragmente, se décompose en un certain nombre de petites tumeurs qui s'isolent de plus en plus et finissent par disparaître.

Après être restée longtemps stationnaire, la péritonite intrà-pelvienne peut se généraliser tout à coup et amener l'issue fatale.

En général, quand la maladie se prolonge au delà de deux à trois septenaires, lorsque en même temps on voit la malade pâlir de plus en plus, le teint prendre même une nuance jaunâtre, l'appétit rester nul, la fièvre hectique s'établir, de petits frissons apparaître, il y a lieu de supposer que le foyer péritonitique est devenu purulent ; auquel cas la collection tend à s'ouvrir suivant l'un des divers modes que nous avons signalés, le plus ordinairement dans l'intestin ou à l'extérieur.

Lorsque le foyer se vide complétement et que l'ouverture du kyste péritonéal se cicatrise sans peine, la guérison ne se fait pas longtemps attendre. Mais si l'ouverture reste fistuleuse, si le foyer, se trouvant anfractueux ou trop vaste, ne réussit pas à s'évacuer d'une manière suffisante, les frissons erratiques continuent, suivis de sueurs abondantes ; il y a amaigrissement profond, perte des forces, subdélirium, diarrhée incoercible, muguet, etc., et la mort arrive au milieu des symptômes de l'infection putride. Dans un cas de ce genre, M. Siredey a vu tout le côté droit de la cavité pelvienne converti en un vaste foyer gangréneux, communiquant avec la face inférieure de la vessie et avec le vagin. Les os étaient à nu et le plexus sacré baignait dans le foyer. Il y avait eu pendant la vie paralysie complète du membre inférieur correspondant (thèse citée, obs. VIII).

Parmi les complications les plus remarquables qu'on peut observer dans le cours de la péritonite intrà-pelvienne puerpérale, il faut noter la métrorrhagie et les accidents nerveux hystériformes. Ces phénomènes, sur lesquels M. Bernutz a spécialement appelé l'attention, sont plus communs hors l'état de couches que dans l'état puerpéral. Nous ne mentionnerons que très-secondairement l'incontinence ou la rétention d'urine, l'hydronéphrose, l'urémie, l'albuminurie, les affections intestinales, telles que l'entérite ulcéreuse, et les maladies des cavités thoracique et encéphalique que nous avons déjà indiquées plus haut.

La péritonite intrà-pelvienne doit être distinguée: 1° de la métrite ; 2° de l'hématocèle circum-utérine ; 3° du phlegmon iliaque ; 4° du phlegmon du ligament large et de l'ovarite.

Le diagnostic différentiel de la métrite puerpérale aiguë et de la péritonite intrà-pelvienne est très-facile. Dans la métrite aiguë puerpérale, l'utérus reste volumineux. Il fait, dans la région hypogastrique, une saillie plus ou moins considérable, qui s'élève souvent jusqu'à l'ombilic et, dans tous les cas, dépasse de plusieurs travers de doigt la branche horizontale du pubis, persiste ainsi pendant cinq, six, huit et dix jours sans présenter de tendance notable à la rétraction et se fait remarquer par sa forme sphérique, l'absence d'inégalités à sa surface, sa dureté presque pierreuse et sa sensibilité à la pression, surtout au niveau des angles de l'organe. Le toucher vaginal combiné avec l'application de la main sur l'hypogastre permet de reconnaître que cette tumeur n'est autre chose que l'utérus, et que, malgré son poids et son volume, elle est libre d'adhérences et se laisse déplacer assez facilement.

Dans la péritonite intrà-pelvienne, la tumeur, quand elle se manifeste à la région hypogastrique, consiste dans un empâtement, dans un noyau mal délimité et qui n'a jamais la forme régulière, la dureté, la rénitence spéciale, la mobilité de l'utérus atteint d'inflammation puerpérale. De plus, le toucher révèle l'existence, dans l'un des culs-de-sac vaginaux, d'une tumeur qui non-seulement n'est pas l'utérus, mais qui en est parfois très-distincte. D'ailleurs, le début de la péritonite pelvienne est presque toujours marqué par des symptômes généraux plus graves que celui de la métrite, à moins que cette dernière ne se complique elle-même de péritonite ou de phlébite utérine.

L'hématocèle circum-utérine étant extrêmement rare dans l'état puerpéral, on pourrait, dans la pratique, négliger cette éventualité. Mais l'hypothèse d'une hématocèle étant admise, voyons comment elle pourra être différenciée de la péritonite intrà-pelvienne.

Le frisson de la péritonite est généralement unique ; celui de l'hématocèle, toujours moins intense, se répète à plusieurs reprises, autant de fois qu'il y a de nouvelles quantités de sang épanchées ; en outre, il s'accompagne de lipothymies, de syncopes et d'une soif ardente.

Dans la péritonite, réaction intense ; dans l'hématocèle, peu de réaction et, de plus, tendance à l'algidité.

Formation lente et progressive de la tumeur dans la péritonite ; apparition plus rapide de la tumeur dans l'hématocèle ; en outre, fluctuation plus nette, volume plus considérable, résorption plus rapide dans l'hématocèle que dans la péritonite. Suivant M. Nélaton, l'examen au spéculum ferait constater dans l'hématocèle une rougeur violacée, ecchymotique de la muqueuse vaginale avec amincissement si prononcé dans certains cas, que cette membrane laisserait voir par transparence la coloration du liquide sanguin.

Le phlegmon iliaque (et par cette appellation nous désignons seulement le phlegmon du tissu cellulaire sous-péritonéal de la fosse iliaque) se distinguera de la péritonite pelvienne par les caractères suivants : empâtement profond de la région iliaque, soulèvement de la paroi abdominale immédiatement au-dessus du ligament de Fallope ; marche envahissante de la collection purulente ; sa tendance à décoller les organes, à se faire jour sous forme de fusées, tantôt au voisinage du rectum, tantôt à la fesse en suivant le trajet du nerf sciatique, tantôt à la partie supérieure et antérieure de la cuisse après avoir traversé le canal crural, ou bien dans les grandes lèvres en accompagnant le ligament rond. Les collections purulentes intrà-péritonéales pelviennes, alors même qu'elles prennent un certain développement et qu'elles tendent à s'ouvrir spontanément, suivent de tout autres voies. C'est à travers la peau de l'hypogastre ou dans une portion quelconque du tube digestif, ou dans le vagin, la vessie, l'utérus, le péritoine que le pus se fraye un passage.

Au point de vue pratique, il n'y a qu'un médiocre intérêt à différencier le phlegmon du ligament large de la péritonite intrà-pelvienne, ces deux lésions coexistant dans la grande majorité des cas. Nous rappellerons toutefois que, dans le phlegmon du ligament large, la tumeur, transversalement située, fait corps avec l'utérus, et que, si elle est facilement perçue à l'aide du toucher rectal, elle peut échapper au toucher vaginal. Dans la péritonite intrà-pelvienne, au contraire, c'est par le vagin que l'on constate surtout la tumeur. Celle-ci a déprimé et parfois complétement effacé un ou plusieurs des culs-de-sac ; elle entoure l'utérus, mais sans se continuer avec ui ; elle présente, en outre, rarement la direction transversale propre au phlegmon du ligament large et perceptible surtout par la pression de la paroi hypogastrique.

La péritonite intrà-pelvienne puerpérale aiguë donne lieu à des indications thérapeutiques très-différentes, suivant qu'elle revêt la forme séro-adhésive ou la forme purulente.

Dans la forme séro-adhésive, il faut recourir à l'emploi de tous les moyens que nous avons conseillés pour la péritonite iliaque, en ayant soin d'exercer une surveillance très-attentive sur l'état du rectum, de la vessie et des parties génitales. Ainsi, on devra combattre activement la diarrhée et la constipation quand elles existent, la diarrhée en raison de l'épuisement rapide qu'elle amène, la constipation en raison de la gêne mécanique qu'elle occasionne. Le cathétérisme vésical et les diurétiques seront mis en usage, quand l'urine sera retenue dans la vessie, soit par un spasme, soit par une inflammation de l'organe et de son canal excréteur. Aux lochies purulentes et fétides, on opposera les injections avec l'eau chlorurée, et, si les plaies se couvrent d'eschares, avec une éponge imbibée du même liquide ; à la métrorrhagie, les astringents à l'intérieur, l'extrait de ratanhia, l'eau de Rabel, le seigle ergoté, et, si l'hémorrhagie prenait des proportions inquiétantes, la glace sur le ventre, et, au besoin même, le tamponnement.

Lorsque la péritonite pelvienne s'enkyste et devient purulente, ce dont on est averti par les frissons répétés, la teinte jaunâtre de la peau, la fièvre hectique, les sueurs et cet ensemble de phénomènes qui caractérise la cachexie purulente, il faut avoir recours à l'alcoolature d'aconit, à l'acide phénique et à tous les médicaments réputés antiseptiques, joindre à ces moyens l'emploi des toniques : vin, quinquina, ferrugineux, et, dans le cas où la collection purulente tendrait à se faire jour à l'extérieur, intervenir chirurgicalement.

L'intervention chirurgicale, dans le cas de péritonite intrà-pelvienne, est quelque chose de trop grave pour qu'il ne soit pas nécessaire ici de préciser les indications.

Lorsque la péritonite tend à s'ouvrir par la paroi abdominale antérieure, lorsque le travail de perforation ne rencontre pas de difficultés sérieuses, lorsque l'état général reste d'ailleurs satisfaisant, il faut se borner à surveiller, en les favorisant, les efforts de l'organisme.

Mais lorsque ces efforts sont impuissants, lorsque l'économie s'épuise dans une lutte énergique et désespérée, lorsque la barrière qu'oppose au passage de la collection péritonéale la paroi antérieure de l'abdomen est trop solide ou trop épaisse pour être franchie, lorsque des accidents généraux graves se manifestent et font redouter une mort prochaine, l'opération est indiquée.

Toutefois, avant d'y procéder, on devra s'assurer que la collection intrà-péritonéale est bien circonscrite et enkystée, que le siége et les limites de la matité correspondante à la tumeur ne se déplacent pas, quelles que soient les attitudes données au tronc ; que la saillie formée par cette tumeur donne à son centre le sentiment de la fluctuation, à son périmètre celui de la dureté et de la rénitence, enfin que la collection tout entière fait corps avec la paroi antérieure de l'abdomen et ne présente aucune mobilité. A ces conditions seulement, on pourra pratiquer la ponction.

A quel mode opératoire faudra-t-il avoir recours ? S'il s'agissait, comme dans l'ascite, d'un liquide séreux plus ou moins clair, plus ou moins limpide et sans mélange aucun de parties solides, le trocart pourrait être employé avec avantage, et encore est-il probable qu'on serait obligé d'avoir recours à d'autres ponctions ultérieures.

Mais les faits démontrent que le liquide inclus dans la poche est presque toujours d'une certaine consistance, qu'il est souvent mélangé de flocons pseudo-membraneux susceptibles d'obturer la canule, ou même trop volumineux pour s'y engager. Or, comment espérer d'obtenir l'évacuation parfaite du foyer avec une ouverture dont les dimensions seraient si restreintes ? Et puis, ne sait-on pas que, alors même qu'on y parviendrait, la sécrétion purulente continuerait après ce mode d'ouverture artificielle, et que ce serait bientôt à recommencer ?

Je crois que, dans les cas de péritonite manifestement perforante, l'ouverture large et franche, à l'aide du bistouri, est le moyen le plus sûr et le plus prompt d'arriver à la guérison. Non-seulement, en effet, on échappe à l'inconvénient des ponctions multiples, mais encore on ouvre au foyer une large issue qui prévient tous les effets fâcheux de la rétention du pus, ou du moins de son évacuation incomplète.

Quant aux dangers possibles de ce mode opératoire, ce seraient : 1° la précipitation de l'intestin dans l'ouverture artificielle ; 2° la pénétration de l'air extérieur dans le foyer.

Mais, dans toutes les observations connues jusqu'ici, jamais on n'a vu aucune anse intestinale se présenter à l'ouverture du foyer ; et, d'une autre part, pourquoi redouterait-on les effets de l'introduction de l'air dans la poche, puisque cette poche est sans communication avec le reste de la cavité péritonéale, et puisque, d'autre part, la guérison a toujours été la règle dans le cas d'ouverture spontanée ?

L'incision une fois pratiquée, doit-on recourir à des injections médicamenteuses ou détersives ? Dans les cas qui me sont propres, je me suis abstenu de toute injection, et je crois qu'il est sage d'imiter cette conduite. Si, cependant, le pus, au lieu de diminuer d'abondance et de prendre un bon aspect, s'altérait de plus en plus, devenait séreux, fétide, se mélangeait de gaz, etc., si ces accidents donnaient lieu à des phénomènes d'infection putride, on serait autorisé à faire usage d'injections, d'abord émollientes, puis antiseptiques. Mais, encore une fois, on ne saurait user à cet égard d'une trop grande réserve, l'injection pouvant rompre quelques adhérences et se répandre dans la cavité du péritoine.

Par les mêmes motifs, on devra s'abstenir de pressions sur le foyer ou sur son voisinage, d'explorations avec le stylet ou la sonde cannelée ; en un mot, de toute manœuvre susceptible de détruire le travail adhérentiel. Ce n'est que sous le bénéfice de toutes ces précautions qu'on peut se flatter d'obtenir par l'ouverture artificielle les résultats favorables que la perforation spontanée de la paroi abdominale antérieure suffit dans quelques cas à nous procurer.

L'observation suivante nous fournira un exemple de péritonite pelvienne ouverte dans la région hypogastrique à l'aide de l'instrument tranchant.

Obs. *Péritonite pelvienne consécutive à une inflammation du ligament large gauche. Ouverture de la paroi antérieure de l'abdomen à l'aide du bistouri. — Issue du liquide épanché. — Abcès mammaires ; ouverture de ces abcès. — Cicatrisation des ouvertures abdominale et mammaires. — Guérison.*

La nommée Gaillard, primipare, vingt ans, accouche à la Maternité, le 2 janvier 1863, d'une fille vivante, à terme, et pesant 3,050 grammes. Durée du travail : dix-neuf heures. Délivrance naturelle.

Originaire d'Arras, cette femme habite Paris depuis l'âge d'un an. Sa mère est morte, à dix-neuf ans, en couches. Son père jouit d'une bonne santé. Elle porte au médius et au petit doigt de la main gauche les traces d'une ostéite très-probablement scrofuleuse. Les phalanges de ces doigts sont atrophiées, déformées et déviées de leur direction naturelle. La malade ne peut nous donner aucun détail sur l'origine de cette difformité ; mais elle dit avoir passé, étant enfant, dix-huit mois à l'hôpital des Enfants malades.

Sa grossesse avait été bonne ; mais le lendemain de son accouchement, on lui administra 15 grammes d'huile de ricin, et ce purgatif donna lieu à des évacuations diarrhéiques qui persistèrent les jours suivants et s'accompagnaient, dès le 5 janvier, de fièvre et de douleurs abdominales.

7 janvier. Ventre très-développé, très-sensible à la moindre pres-

sion; diarrhée, inappétence, soif vive, langue saburrale; chaleur moite à la peau; pouls à 88. Eschares vulvaires. Diminution de la sécrétion lactée; la malade nourrit.

Même état jusqu'au 16 janvier. A cette époque, amélioration qui se prononce davantage les jours suivants. La diarrhée cesse, la langue se nettoie, la fièvre tombe, l'appétit renaît, le ventre reprend sa souplesse normale.

23. Le pouls s'accélère; pas de diarrhée; l'appétit persiste; mais en explorant la région iliaque gauche, on sent un peu d'empâtement.

25. Douleurs assez vives dans cette région; on y perçoit distinctement par le palper une tumeur assez profondément située, dure, large, résistante et qui paraît être en continuité avec l'utérus; pouls à 100; trois garde-robes en diarrhée.

Du 26 au 31, la tumeur iliaque augmente de volume; elle est de plus en plus dure, large, résistante, sensible à la pression; elle devient le siége de picotements analogues à ceux que produirait une épingle; le pouls est petit, de 110 à 120, la langue un peu sèche; l'expression faciale bonne et l'appétit conservé. Six ventouses scarifiées sur la région iliaque gauche, cataplasmes et onctions avec l'onguent napolitain belladoné.

1er février. Toute la région iliaque gauche est comme tendue, soulevée, douloureuse; la tumeur qu'elle forme s'est élargie et se rapproche visiblement de la ligne médiane de l'abdomen. Quatre ou cinq vomissements bilieux; diarrhée, évacuations involontaires, soif vive; pouls irrégulier, intermittent, à 108; prostration des forces, altération des traits, excavation des yeux.

3. La tumeur a atteint la ligne médiane, qu'elle tend à déborder. Elle s'élève jusqu'à l'ombilic, au-dessous duquel elle forme une saillie appréciable à l'œil nu. L'exploration par le vagin permet de reconnaître que le col est effacé et que son orifice occupe l'extrémité la plus reculée de la cavité vaginale. De plus, l'index perçoit à travers la paroi antérieure du vagin, et dans une étendue considérable, une résistance produite apparemment par la portion pelvienne de la tumeur. Cette région est très-sensible au toucher, et la moindre pression exercée par l'extrémité de l'index y provoque des douleurs extrêmement vives. Sueurs profuses depuis quelques jours; pouls à 96; pas d'appétit; toujours de la diarrhée; sommeil bon. Le papier de tournesol bleu ne rougit pas au contact de la sueur; le papier rouge ne passe pas au bleu. La sueur est donc neutre au lieu d'être acide.

5. La tumeur occupe toute la zone hypogastrique, moins la fosse iliaque droite, saillie considérable sur la ligne médiane; mollesse fluctuante de la tumeur dans une étendue de trois à quatre travers de doigt au-dessous de l'ombilic; sur les confins de la saillie hypogastrique on sent un cercle dur, résistant, qui correspond selon toute apparence au cercle adhérentiel; sensibilité très-vive sur les points envahis; abattement, pouls petit, à 120; langue un peu sèche, diarrhée, soif vive.

9. Frisson très-violent qui a duré une demi-heure; la muqueuse

buccale est couverte de muguet, la salive fortement acide; soif intense. La tumeur hypogastrique fait une saillie de plus en plus prononcée; la fluctuation s'y perçoit dans une étendue de plus en plus grande.

10. Je pratique sur le point le plus culminant de la tumeur, c'est-à-dire sur la ligne médiane, à deux travers de doigt au-dessous de l'ombilic, une ponction avec le bistouri, ponction que j'agrandis d'autant plus facilement que la paroi abdominale a subi, dans ce point, un amincissement notable. Un flot de liquide s'échappe aussitôt, liquide constitué d'abord par une sérosité opaline, puis un peu trouble, puis mêlée de flocons purulents et pseudo-membraneux, puis enfin d'un pus assez épais et d'une extrême fétidité. Deux litres de liquide environ sont ainsi évacués. Au moment de l'opération, l'affaissement de la malade était extrême, le pouls petit et faible, la face congestionnée, la langue rouge, comme vernissée et toujours couverte de muguet. Elle avait de la diarrhée et des vomissements bilieux. Cataplasme sur l'abdomen; vin de Bagnols, 120 grammes; bouillons et potages.

11. Il s'est écoulé, pendant toute la journée d'hier et toute la nuit, une quantité considérable de pus épais, jaunâtre, bien lié et tellement fétide, qu'il infecte la malade elle-même. Le ventre est affaissé, à peine sensible à la pression dans toutes ses parties; face moins congestionnée; peau moins chaude; pouls à 108; langue rouge, mais plus humide; moins de diarrhée; état général meilleur.

Les jours suivants, le pus continue à sortir par la plaie, en conservant toujours les mêmes caractères; la peau est assez chaude, le pouls à 96, l'appétit médiocre, les selles liquides; encore quelques vomissements.

16. Le sein droit est devenu douloureux; excoriation légère au sacrum; mêmes symptômes généraux que les jours précédents.

19. Une collection purulente s'est formée à la partie inféro-externe du sein droit. Une ponction pratiquée avec le bistouri dans cette région donne issue à un liquide séro-purulent mélangé de quelques grumeaux blanchâtres. La plaie abdominale fournit toujours une certaine quantité de pus jaune verdâtre. La pression sur les parties voisines de cette plaie ne détermine pas facilement l'issue du liquide purulent. État général toujours le même.

25. Nous constatons plus de sensibilité et de rénitence que de coutume dans la région iliaque gauche. En même temps le sein droit reste dur, engorgé, lourd, rouge et volumineux; chaleur à la peau; pouls à 104, langue sèche, soif vive, anorexie, toux; expectoration muqueuse.

Les jours suivants, redoublement de la suppuration par la plaie abdominale et amendement dans les symptômes généraux.

8 mars. Nouvelle ponction sur le sein droit au voisinage du mamelon. Un séton est passé par cette ouverture et conduit jusqu'à la première incision, de manière à prévenir les effets de la rétention du pus. La plaie abdominale ne suppure presque plus et le ventre a repris presque partout sa souplesse normale.

A dater de ce jour, l'amélioration n'a cessé de faire des progrès. Le 14 mars, la fistule abdominale était entièrement cicatrisée. Le 1er avril, les plaies du sein droit étaient fermées et cet organe parfaitement guéri. A cette époque, la malade se levait et mangeait deux portions. Le 15 avril, elle partait pour le Vésinet entièrement rétablie et ne présentant plus trace de tous ses accidents.

En résumé, on voit, dans cette observation, qu'un phlegmon du ligament large gauche a été le point de départ d'une péritonite partielle, laquelle, bornée d'abord à la région iliaque gauche, s'est étendue ensuite à la région hypogastrique, de manière à venir faire saillie sur la ligne médiane dans tout l'espace compris entre l'ombilic et la branche horizontale du pubis ; que ces accidents locaux se sont accompagnés de phénomènes généraux graves, tels que fièvre, sueurs profuses, congestion de la face, rougeur et sécheresse de la langue, muguet, vomissements et diarrhée persistante ; que, la tendance de cette vaste collection liquide à s'ouvrir à l'extérieur et au voisinage de l'ombilic nous paraissant démontrée par l'amincissement de la peau et la saillie plus considérable de la tumeur dans cette région, nous résolûmes, sans attendre la perforation spontanée de la paroi abdominale extérieure, d'intervenir chirurgicalement à l'aide du bistouri ; que l'incision, largement pratiquée, donna issue, séance tenante, à environ deux litres d'un liquide d'abord séreux et un peu louche, comme dans la péritonite, puis mélangé de flocons purulents et pseudo-membraneux, puis enfin franchement purulent ; qu'aucune anse intestinale ne se précipita dans l'ouverture artificielle, comme cela fût arrivé si on avait eu affaire à une péritonite généralisée et non à une péritonite partielle circonscrite ; que, pendant les premières vingt-quatre heures qui suivirent l'opération, il s'écoula encore une quantité considérable de pus ; que cet écoulement alla toujours en diminuant jusqu'au quinzième jour après l'incision, époque à laquelle une nouvelle poussée-semble avoir eu lieu du côté de la fosse iliaque gauche ; que, le lendemain de ce jour, il y eut en effet une augmentation notable de l'écoulement purulent, mais qu'au bout de quelques jours tout rentra dans l'ordre, de telle sorte que six semaines après l'ouverture artificielle, la cicatrisation de la fistule abdominale était complète.

J'ai revu, quelques mois après, cette même malade. Elle n'avait éprouvé aucune suite fâcheuse de son affection abdominale et sa santé était plus parfaite que jamais.

N'y aurait-il pas avantage, dans le cas de péritonite pelvienne purulente, à faire la ponction par le vagin? C'est là, en effet, que l'inflammation est le plus intense, c'est là que le pus s'accumule, puisque c'est le point le plus déclive, et enfin, comme l'a fait remarquer M. Féréol dans sa thèse (*loc. cit.*, p. 74), le conduit vaginal dont les parois viennent réciproquement au contact remplir assez bien les conditions d'un trajet fistuleux et par conséquent semblent parfaitement disposées pour faire obstacle à l'entrée de l'air dans le foyer. A cela je n'ai qu'une objection à faire, c'est que l'on ne réussit presque jamais par le toucher vaginal à sentir nettement la fluctuation. Or, pour pratiquer une opération déjà si périlleuse, il faut par devers soi autre chose qu'une probabilité. En second lieu, en admettant qu'on pût acquérir la certitude de l'existence de la fluctuation dans les culs-de-sac, on ne saurait se dissimuler le danger qu'il pourrait y avoir d'intéresser le péritoine ou une anse intestinale comprise dans les parois du foyer. Sans repousser complétement l'ouverture artificielle par le vagin, je crois qu'il ne faut y recourir qu'avec une extrême réserve et seulement dans les cas où l'existence des malades paraît être gravement menacée.

Paris.—Typographie HENNUYER ET FILS, rue du Boulevard, 7.

www.ingramcontent.com/pod-product-compliance
Ingram Content Group UK Ltd.
Pitfield, Milton Keynes, MK11 3LW, UK
UKHW020026080726
13614UKWH00004B/1581